Katharina Altemeier
Hallo Angst!

Selbst seit zwei Jahrzehnten von Angststörungen betroffen, weiß Katharina Altemeier, Jahrgang 1976, am besten, wie ein erfülltes Leben *mit* der Angst möglich ist. Sie setzte sich mit ihrer Angst zusammen, lernte sie richtig gut kennen und machte ihre Angststörung einfach beruflich zu ihrem Schwerpunkt. Heute lebt sie mit Angst, Mann und Sohn in München und im Chiemgau.

KATHARINA ALTEMEIER

HALLO ANGST!

Wie Panikattacken und Angststörungen
ungeahnte Kräfte wecken können

dtv

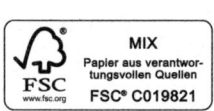

© 2022 dtv Verlagsgesellschaft mbH & Co. KG, München
Das Werk ist urheberrechtlich geschützt. Jede Verwertung
ist nur mit Zustimmung des Verlages zulässig. Das gilt
insbesondere für Vervielfältigungen, Übersetzungen und die
Einspeicherung und Verarbeitung in elektronischen Systemen.
Umschlaggestaltung: hißmann, heilmann, hamburg
unter Verwendung eines Fotos von Stefanos Notopoulos
Satz: Uhl + Massopust, Aalen
Gesetzt aus der Charlotte Book
Druck und Bindung: Druckerei C.H.Beck, Nördlingen
Printed in Germany · ISBN 978-3-423-35166-9

Inhalt

	Vorwort	7
1	**Wie eine Angststörung entstehen kann**	11
1.1	Wie die Angst sich in mein Leben einschlich	12
1.2	Angst – Eine Annäherung aus neurobiologischer Perspektive	27
1.3	Was tun?	34
	Sieben Fragen an dich und deine Angst	44
2	**Therapien**	45
2.1	Von einer Couch auf die nächste	46
2.2	Facts – Welche Therapie passt zu mir?	70
2.3	Warten auf den Therapiebeginn – Wie du die Zeit bis dahin sinnvoll gestalten kannst oder »Alternativen zur Therapie«	78
	Sieben Schritte zur Psychotherapie	88
3	**Angst im Job-Kontext**	93
3.1	Wie mich meine Angst bremste und pushte	94
3.2	Facts – Angst und Job	107
3.3	Wie du deine Angst im Job-Kontext integrieren kannst	114
	Das Angst-Outing – Dos und Don'ts	123

4 Beziehungen 125
4.1 Von Beziehungsangst und Angstbeziehungen 126
4.2 Facts – Beziehungsangst, Co-Abhängigkeit und Bindungsmuster 147
4.3 Angst in Beziehungen: Coaching 156
Alternative Glaubenssätze 160

5 Der systemische Blick auf Angst 169
5.1 Von »Das soll weg« zu »Hallo Angst« 170
5.2 Facts – Systemische Perspektiven 190
5.3 Wie du mithilfe von systemischen Methoden die Beziehung zu deiner Angst neu gestalten kannst 198
Sieben Anregungen für ein erstes Date mit deiner Angst 206

6 Angst und Kreativität 209
6.1 Wie aus meiner Angst mein Mut wurde 210
6.2 Facts – Angst und Kreativität 218
6.3 Coaching: Wie du offen für Veränderung werden kannst 225
To-do – »Los Wochos« 236

7 Ich, du, unsere Angst und die Gesellschaft 239
Ideen, Wünsche und Perspektiven für einen Umgang mit Angst 240

Glossar 253
Service: Akute Hilfe und Online-Angebote 275
Literatur 281

Vorwort

Zugegeben, das Cover meines Buches könnte den Eindruck erwecken, dass ich eine dieser hyper-optimistischen Coaching-Ladys bin, die dir eine Angststörung als das neueste Must-have im Selbstoptimierungszirkus verkaufen will. Ich kann dich beruhigen: Dem ist nicht so. Ich bin weder von der neoliberalen Idee des »Jede:r kann alles – wenn er:sie nur will« überzeugt, noch möchte ich etwas verkaufen, und schon gar nicht die Botschaft, dass eine Angststörung eigentlich eine klasse Sache ist. Aus eigener Erfahrung weiß ich, wie schwer und unerträglich es sein kann, wenn die Gedanken ihre Runden im Angst-Karussell drehen und du die Notbremse nicht findest. Und apropos Selbstoptimierung: Ich bin der Meinung, dass dieses Phänomen mit daran beteiligt ist, dass die Anzahl psychischer Störungen in unserer Gesellschaft zunimmt. Denn wer ständig an einem besseren Ich bastelt, sich dabei an Influencer:innen oder sonstigen narzisstischen Meinungsmacher:innen orientiert, ist zum Scheitern und somit auch zu Unzufriedenheit verurteilt. Warum? Weil er:sie die eigenen, irrealen Anforderungen niemals erfüllen kann.

Vorwort

Was will ich dann aber mit meinem Buch?

Mein Anliegen ist es, dir etwas zu erzählen: Von mir, meiner Angststörung, die mich seit meiner Jugend in den unterschiedlichsten Facetten begleitet, mich lange Zeit klein hielt, mich im Job, in Beziehung und überhaupt im Leben oft ausbremste, die dafür gesorgt hat, dass ich keine Verantwortung übernehmen konnte/wollte und die ich auf so ziemlich jede erdenkliche Art versuchte loszuwerden. In zig Therapien, mit Yoga, Klopftechniken, Schamanismus, Kräutern und auch mit Medikamenten.

Darüber berichte ich und wie es dazu kam, dass ich anfing, meiner Angst »Hallo« zu sagen. Ich erzähle als Betroffene, die Einblicke in ihre persönliche Angstgeschichte gibt. Ich schreibe als Journalistin, die informiert, definiert und aufklärt – wie ich es auf ähnliche Weise auch schon in meinem Podcast »Hallo Angst« mache. Und ich begleite dich in meiner Rolle als Systemische Beraterin, die Ideen und Gedanken mit dir teilt, wie du mit deiner Angst in Kontakt trittst, sie als Teil von dir annimmst, mit ihr in Frieden leben und sie vielleicht sogar in Mut verwandeln kannst. Ich möchte dir Alternativen zum Kampf gegen deine Angst aufzeigen, dir Mut machen für ein Leben *mit* Angst. Warum? Weil du – und das sei hier schon mal vorweggenommen – diesen Kampf sowieso nur verlieren kannst. Auch wenn Therapeut:innen, Psychiater:innen, Bücher oder die Pharmaindustrie es behaupten: Du kannst deine Angststörung nicht überwinden, indem du versuchst, sie loszuwerden. Im Gegenteil: Wenn du ihr den Kampf ansagst, wird sie noch stärker. Ich habe lange gebraucht, um das zu verstehen. Deswegen erzähle ich dir meine Geschichte – damit du vielleicht nicht so lange brauchst wie ich.

Doch selbst wenn es bei dir auch so lange dauert, wäre das okay. Denn, und das ist mir wichtig, es geht hier nicht darum, etwas zu schaffen, eine Leistung zu erbringen, die Übungen in meinem Buch erfolgreich abzuhaken, um zum »Hallo Angst«-Profi zu werden. Ich kann heute gut mit meinem zu viel an Angst und dem Gedanken an gelegentliche Panikattacken leben. Mir ist es sogar geglückt, dank meiner Angststörung zu meinem Mut zu finden und etwas Neues zu wagen. Ein Prozess, den ich auch den vielen wunderbaren Menschen um mich herum zu verdanken habe.

Jede (Angst-)Geschichte ist individuell. Deswegen ist es keinesfalls in meinem Sinn, dir meine Ideen, Gedanken oder Lösungen als »Rezepte für ein glückliches Leben mit Angststörung« zu empfehlen oder gar aufzudrängen. Angenommen, du bekommst nur einen Denkanstoß, musst über einen Satz länger oder immer wieder nachdenken oder nur eine meiner Übungen kann dir irgendwie helfen, dann bin ich schon zufrieden. Es geht mir um Impulse, um Kleinigkeiten, um Mini-Dosen an Zuversicht, die dich dabei unterstützen sollen, deinen eigenen »Hallo Angst«-Weg ausfindig zu machen. Doch selbst wenn es bei dir auch so lange dauert, wäre das okay. Denn, und das ist mir wichtig, es geht hier nicht darum, etwas zu schaffen, eine Leistung zu erbringen, die Übungen in meinem Buch erfolgreich abzuhaken, um zum »Hallo Angst«-Profi zu werden. Im Übrigen soll und kann mein Buch auch keine Therapie ersetzen.

Ich kann heute gut mit meinem zu viel an Angst und dem Gedanken an gelegentliche Panikattacken leben. Mir ist es sogar geglückt, dank meiner Angststörung zu meinem Mut zu finden und etwas Neues zu wagen. Ein Prozess, den ich auch den vielen wunderbaren Menschen um mich herum zu verdanken habe.

1
Wie eine Angststörung enstehen kann

1.1 Wie die Angst sich in mein Leben einschlich

Es war alles gut, fast perfekt und doch stimmte irgendetwas gar nicht. Dieses Etwas verunsicherte mich, weil es spürbar, aber nicht greifbar war. Schon damals, in meiner frühen Kindheit, als ich ungefähr fünf Jahre alt war, kam ES in Abständen plötzlich über mich. Meistens in ruhigen Momenten. Abends im Bett vor dem Einschlafen, morgens im Halbschlaf, auf Autofahrten, beim Anstehen in Schlangen oder in Momenten, in denen es besonders schön war. Zum Beispiel, wenn ich an einem heißen Sommertag im Garten meiner Oma x-mal durch den Wassersprenger gerannt war, pitschnass und glücklich, mich dann mit einem Mini Milk in der Hand im Halbschatten auf einem Handtuch niederließ, das moosige Gras unter mir, in Gesellschaft gurrender Tauben, die ich nie zu sehen bekam, ihnen aber gerne zuhörte. Im Hintergrund: Geräusche meiner Oma, die im Haus hin und her stöckelte, das Teigrührgerät, die Kaffeemaschine oder das Radio, aus dem Udo Jürgens trällerte. Ein Augenblick, den ich als so geborgen empfand, dass ich schon in dem Augenblick Angst hatte, dass dieses Gefühl irgendwann einmal vorbei sein könnte. Ein normaler Gedanke in diesem Alter, in dem Kinder zum ersten Mal die Endlichkeit allen Seins erkennen. Doch bei mir blieb es nicht bei dem Gedanken, es kam eine körperlich spürbare Traurigkeitswelle über mich. Von einer Sekunde auf die andere. Ein diffuses Gefühlschaos von Angst, Unsicherheit und der Ahnung, dass sich schon bald alles auflösen könnte. Wie ein kleiner, gemeiner Pikser, der mitten in mein Glück stach und sagen wollte: »Es ist gar nicht so schön, wie du denkst. In Wirklichkeit ist alles schrecklich.«

Heute weiß ich, dass es nicht schrecklich war, aber eben auch nicht so schön, wie es schien: Als meine Mutter mit mir schwanger war, waren meine Eltern eigentlich schon nicht mehr zusammen. Insofern war ich auch nicht wirklich geplant. Meine Mutter verbrachte die Schwangerschaft allein, also ohne meinen Vater, der sich in eine andere Frau verliebt hatte. Sie wollte schon immer ein Kind und war entschlossen, das Ganze auch ohne ihn durchzuziehen. Trotzdem ging es ihr nicht gut und wie sie mir später erzählte, musste sie sehr viel weinen in dieser Zeit. Als ich schließlich am 10. Juni 1976 auf die Welt kam, kam auch mein Vater wieder zurück. Meine Eltern beschlossen, es noch einmal miteinander zu versuchen. Eine nachvollziehbare und anerkennenswerte Idee, die aber nicht funktionierte. Am wenigsten für mich, wegen der sie ja überhaupt auf diese Idee gekommen waren.

Familienspiele

Und so gaben wir nach außen das Bild der gutbürgerlichen Familie. Meine Mutter Lehrerin, mein Vater Arzt, wir spielten Tennis, fuhren in den Ferien nach Sylt oder nach Italien. Zum Einkaufen ging es in die nächstgrößte Stadt, denn in der westfälischen Kleinstadt, in der wir wohnten, war die Auswahl nicht wirklich groß. Das So-tun-als-ob-Spiel meiner Eltern gipfelte darin, dass sie fanden, es sei jetzt an der richtigen Zeit, ein Haus zu bauen. Ein ziemlich großes, in das wir am Ende allein einzogen. Meine Mutter und ich. Mein Vater schenkte uns einen Hund, einen Bobtail. Vermutlich als Ersatz oder einfach nur zur Aufheiterung.

Ich wusste zu diesem Zeitpunkt – ich war sechs – nicht, was dazu geführt hatte, dass mein Vater doch nicht mit uns zusammenleben konnte. Noch wusste ich, wer das entschieden hatte. Meine Mutter erzählte mir erst vor Kurzem, dass sie es war, die nicht mehr wollte, dass er mit uns lebt. Ich war intuitiv immer davon ausgegangen, dass mein Vater uns verlassen hatte. Keiner sprach offen mit mir so, dass ich es ansatzweise hätte verstehen können. Und so brannte sich bei mir vor allem eins ein: Meine Familie gibt es nicht mehr. Vielleicht hat es sie auch nie gegeben? Meine kurzen, diffusen Sorgenanfälle und der damit verbundene Instinkt, dass irgendetwas nicht stimmt, machten Sinn. Denn tatsächlich stimmte ja etwas nicht.

Dass dieses diffuse Unsicherheitsgefühl im Grunde richtig war, konnte ich als sechsjähriges Mädchen nicht erfassen. Im Gegenteil, es verwirrte mich und war mir vor mir selber unangenehm. Also versuchte ich, ES wegzudrängen. Selbst mit meiner geliebten Oma, bei der ich sehr viel Zeit verbrachte, die so etwas wie mein Sicherheitsanker war, habe ich nicht darüber gesprochen. Denn in dieser angespannten Situation wollte ich keine zusätzlichen Probleme verursachen.

Als sich meine Eltern endgültig trennten und auch scheiden ließen, war das für mich keine Überraschung, verstehen konnte ich es trotzdem nicht. Zumal uns mein Vater in unserem Haus sehr häufig nachmittags zum Teetrinken besuchen kam. An sich schön, weil ich meinen Vater immer trotz allem – trotz was eigentlich? – sehr lieb hatte. Doch kurz nachdem er uns ja, so wie ich dachte, verlassen hatte, konnte ich nicht nachvollziehen, warum er dann doch immer wieder zu uns kam und sich mit meiner Mutter auch noch wunderbar verstand. Warum konnte er dann nicht bei uns bleiben?

Die Situation wurde klarer, als wir zwei Jahre später nach München zogen. Meine Mutter hatte im Urlaub einen Bayern kennengelernt, der in unserem westfälischen Nest schnell von sich reden machte, weil er samstagmorgens schon mal gerne mit Gamsbarthut zum Brötchenholen ging, die Bäckereifachangestellte mit einem herzhaften »Grüß Gott« willkommen hieß und sie dann aufklärte, dass er keine Brötchen, sondern Semmeln wolle. Meine Mutter verliebte sich in ihn und fasste den mutigen Entschluss, alles hinter sich zu lassen. Ich bin ihr sehr dankbar für diesen Schritt, denn der Abstand zu diesen ganzen Verwirrungen tat auch mir sehr gut. Es fiel mir leicht, in der neuen Umgebung Fuß zu fassen, Freundinnen zu finden und auch meine kleinen schmerzhaften Pikser wurden weniger. Mein Vater heiratete die Frau, die er schon vor langer Zeit kennen- und lieben gelernt hatte und bekam noch ein Kind mit ihr. In den Sommerferien und an Ostern verbrachten wir Zeit miteinander, fuhren zum Skifahren nach Österreich oder an den Strand nach Dänemark. Die neue Familie meines Vaters, vor allem meine Halbschwester, die ich einfach nur wunderschön, fantastisch und zum Knuddeln fand, war für mich ein großer Gewinn. Langsam begann ich zu verstehen, dass es so für alle Beteiligten besser war.

Alles stinknormal?

Bis sich das wirre Angstgefühl aus meiner Kindheit wieder meldete, verging einige Zeit. Bis zur Pubertät. Die Phase, in der sich Angsterkrankungen sowieso besonders häufig entwickeln. Bis dahin war ich sehr sportlich, die »Leichtathletik-Queen«, was mir natürlich auch die Bewunderung vieler Jungs einbrachte. Ich war stark, galt als mutig, war bis auf Mathe gut in der Schule, schaute die Musiksendung *Formel Eins*, nahm wöchentlich die Bayern 3-Top-Ten mit dem Kassettenrekorder auf und war großer Madonna- und (peinlich!) Boris-Becker-Fan. Alles stinknormal.

Bis eines Nachmittags Freunde meiner Eltern zu uns zu Besuch kamen. Ein einschneidendes Kaffeekränzchen, denn sie hatten auch ihren 14-jährigen

1.1 Wie die Angst sich in mein Leben einschlich

Sohn dabei, den ich immer schon bewunderte. Er war schlau, traute sich, die heftigsten Fahrgeschäfte auf dem Oktoberfest zu fahren und er wusste irgendwie, was gerade angesagt war. Nach dem Kuchen lotste er mich in mein Zimmer, eine kleine Auswahl an Schallplatten unter dem Arm, die er mir unbedingt vorspielen müsse, sagte er. Wissend, dass es hier eben nicht nur um ein paar Platten ging, sondern um ein ganzes Universum namens PUNK. Es handelte sich um Platten der kalifornischen Band *Dead Kennedys*, der britischen Variante *The Exploited*, eine von den *Ärzten* und ganz wichtig, eine mit dem Titel »Porsche, Genscher, Hallo HSV« von vier Typen aus Hamburg, die sich die *Goldenen Zitronen* nannten und in mir etwas anzettelten, das so schnell nicht mehr in Schach zu halten war. PUNK war für mich der Stoff, von dem ich mehr haben wollte, der – neben dem altersbedingten Hormonschub – mein Leben durcheinanderwirbelte und alles infrage stellte, was bis dato galt. Ich fand Sport uncool (»Militärischer Drill«), Lehrer überflüssig (»Linke Spießerhippies« oder »Nazi-Faschos/Alt-Nazis«), arbeitende Menschen trostlos (»Marionetten des Kapitals«), der Staat und seine Regeln waren sowieso eine Zumutung und wie die rotzigste aller Punkbands *Slime* war ich davon überzeugt, dass Deutschland sterben müsse, damit wir endlich leben könnten. Ich färbte meine Haare erst wasserstoffblond, dann hennarot (keine gute Idee, weil die Endstufe oranges Haar bedeutete), ich trug Docs und sprühte *No Future* auf sie, kaufte ausschließlich auf Flohmärkten oder im *Kleidermarkt* ein – gerne Samtblazer oder Schlafanzughemden – ich fing an zu rauchen, auf Konzerte zu gehen und abends im Englischen Garten abzuhängen. Ich fuhr richtig gerne schwarz und setzte mich zu den Punks, die sich seinerzeit gerne um Brunnen in Fußgängerzonen versammelten. Boris Becker kam auf meine Liste der meistgehassten Personen – gleich nach Thomas Anders von *Modern Talking*. Ich fing an, das Musikmagazin *Spex* zu lesen, obwohl ich nur die Hälfte verstand, ging in alternative Plattenläden, um weitere Bands zu entdecken, und ich ließ mich allen Ernstes um 3 Uhr nachts wecken, weil dann die außergewöhnliche Independent-Musiksendung *Off Beat* im Fernsehen lief. Ich ging das Punk-Thema eher intellektuell an, nicht wie viele andere Menschen, mit denen ich mich umgab, zu deren Punk-Dasein auch Drogen gehörten. Aber vor Drogen, vor allem vor psychedelischen hatte ich viel zu viel Angst.

Punk war für mich ein Weg, meine Wut zu kanalisieren – auch ohne Drogen. Punk gab mir das Gefühl, vor nichts und niemandem Angst haben zu müssen, weil sowieso alles egal war von wegen »No Future«. In diesem Sinne war Punk die perfekte Angstvermeidungsstrategie für mich.

Einen ersten Höhepunkt in meiner kleinen Karriere als Punkerin erreichte ich, als ich in der siebten Klasse einen Brief an meine Mitschüler:innen verfasste. Darin animierte ich sie, doch endlich mal ihre Augen zu öffnen, sich nicht weiter unterdrücken zu lassen, Widerstand gegen die Autorität der Lehrer:innen und gegen das gesamte System Schule zu leisten. Nachdem der Brief die Runde gemacht hatte und auch in den Händen einiger Eltern gelandet war, gab es Ärger. Es wurde ein Elternabend wegen mir einberufen. Daraufhin legten Eltern und Lehrer:innen meiner Mutter nahe, dass es doch besser wäre, wenn sie mich auf eine andere, für meine speziellen Bedürfnisse passendere Schule schicken würde. Meine Mutter reagierte gelassen, was ich ihr hoch anrechne, und wir beschlossen, dass es tatsächlich einen besseren Ort für mich geben musste als dieses konservative, piefige Vorort-Gymnasium.

Mit viel Glück landete ich auf einem sehr beliebten, fortschrittlichen und kreativen Gymnasium mitten in der Stadt, gleich am Hauptbahnhof. Die Mehrzahl der Schüler:innen war entweder künstlerisch, musikalisch oder politisch aktiv. Hier wurde ich so akzeptiert, wie ich war und fand viele gute Freunde und Freundinnen, mit denen ich gemeinsam Ideen spinnen konnte, wozu zum Beispiel ein absurd-punkiges Fanzine namens »Rhythmus hinter Gittern« zählte. Verweise wegen aufmüpfigen Verhaltens oder unerlaubten Rauchens auf dem Pausenhof etc. bekam ich trotzdem weiter. Von Angst keine Spur. Im Gegenteil.

Wie Süßigkeiten zur Qual werden können

Als ich fünfzehn war, reiste ich mit meiner Stiefmutter und meiner Halbschwester für drei Wochen nach Indien, genauer nach Neu-Delhi, wo sie herkam. Sie war so nett und großzügig, mich mitzunehmen, um mir ihre Familie und ihre Heimat zu zeigen. Und meine Mutter war so offen, mich mit der neuen Frau meines Vaters ziehen zu lassen. Ich war aufgeregt, so lange so weit von zu Hause weg zu sein, gleichzeitig neugierig auf all die neuen Eindrücke und Menschen. Alle waren unglaublich herzlich und hießen mich willkommen.

Doch meine Aufregung, die ich ursprünglich als völlig normale Nervosität vor der Reise eingeordnet hatte, ließ nicht mehr nach. Ich war rund um die Uhr nervös, was sich vor allem in der Magengegend bemerkbar machte. Ich hatte Magenschmerzen, Durchfall, mir war übel und ich hatte überhaupt keinen Appetit mehr. Das war insofern schwierig, weil das Essen in Indien, noch dazu im Familienumfeld, ja eine große Sache ist. Überall wo wir hinkamen, empfing man uns Gäste mit einem großen Essen – und mir schnürte es regelmäßig die Kehle zu. Warum wusste ich nicht. Nur, dass es mir irgendwie alles zu viel war, ich mich in der Situation gefangen fühlte. Dieser ultranervöse Zustand wurde immer mehr zu einer Belastung für mich und vermutlich auch für meine Stiefmutter.

Ich erinnere mich an eine Situation, in der mir ein Dessert als besonders köstliche Spezialität angepriesen wurde. Es handelte sich um Rasgulla, weiße Milchbällchen in etwa so groß wie Eier, deren schaumstoffartige Textur von einem süßen Sirup durchtränkt ist. Ich aß es wider Willen und musste zu würgen anfangen, während mich alle beobachteten und wissen wollten: »You like it?« Irgendwie bekam ich das Ding herunter – aber die Angst davor, etwas essen zu müssen und dabei beobachtet zu werden, war immer an meiner Seite. Zumindest in diesen drei Wochen in

Indien. Ich ernährte mich nur noch von etwas Toast und von Bananen. Das ging irgendwie. Doch körperlich und psychisch fühlte ich mich zunehmend schwächer. Angeschlagen, dünnhäutig und kaum noch in der Lage, dieses bunte, verrückte Land, seine Menschen und Geschichten zu genießen. Das war ein Gefühl, das ich so bisher nicht kannte. Ich, das aufsässige, mutige Punkmädchen, das

> IRGENDWANN WAR ICH SO DURCHLÄSSIG, DASS SCHON DIE GERÜCHE UND GERÄUSCHE ZU VIEL FÜR MICH WAREN.

von seiner Mutter heimlich »Eiserne Lady« genannt wurde. (Wenn ich gewusst hätte, dass man mich mit Margaret Thatcher verglich, hätte ich vermutlich wieder einen Brief verfasst. An meine Mutter. Überschrift: »Margaret on the Guillotine«, nach dem gleichnamigen Song von *Morrissey*.)

Frankreich: Heimweh oder schon Agoraphobie?

Wieder zu Hause buchten wir alle mein extremes Unwohlsein unter »In diesen Ländern geht es ja vielen vom Magen her nicht so gut« ab. Bis es wiederkam. Wieder auf unbekanntem Terrain. Dieses Mal in Avignon, Frankreich, wo ich – damals sechzehn – in den Sommerferien einen dreiwöchigen Sprachkurs machte, um mich auf den Französisch-Leistungskurs vorzubereiten. Ich liebte Frankreich, bildete mir ein, im Herzen gar eine Französin zu sein oder zumindest eine weibliche Figur aus einem Film von Jean-Luc Godard.

1 Wie eine Angststörung enstehen kann

Ich malte mir aus, wie ich alleine in Avignon durch die Straßen ziehen würde, in einem der etlichen Cafés sitze, blaue Gauloises qualmend, oder wie ich Leute aus der ganzen Welt in der Sprachschule kennenlerne und mit ihnen Spaß haben würde. So weit die Fantasie.

Die Realität sah anders aus. Ab dem Moment, als ich aus dem Zug in Avignon ausstieg, überkam ES mich wieder. Zittrige Beine, nervöser Magen, Übelkeit und noch etwas, was ich bis dato so nicht kannte: ein schier unerträgliches Gefühl von Heimweh. Heimweh, das Schmerzen verursachte. Im Herzen. Ich, die toughe Fuzzi (das war mein Punk-Spitzname), wollte am liebsten sofort wieder zurück nach München zu Mama. Ich fühlte mich wie ein kleines Kind. So ähnlich, wie ich mich mit drei Jahren gefühlt hatte, als ich in den Kindergarten kam und es dort hasste. Nur war ich jetzt schon fast erwachsen. Ich schämte mich, ausgerechnet in dem Land meiner Sehnsüchte vor allem eins zu spüren: Sehnsucht nach Zuhause, dem langweiligen Alltag, den bekannten Gesichtern. Heute frage ich mich, ob ich überhaupt jemals von Zuhause wegwollte oder ob es nur der Gruppenzwang war? Mit so etwas hatte jedenfalls weder ich noch meine Mutter gerechnet, die ich mit meinen täglichen Heulanrufen überforderte, die mein Heimweh ernst nahm, mir aber dazu riet, es durchzuziehen – in der Hoffnung, dass es dann schon irgendwann besser werden würde.

Es wurde aber nicht besser. Mein Hals war wie zugeschnürt, mir war ständig übel und meine Laune wurde dementsprechend immer schlechter. Ich erinnere mich daran, wie ich mich morgens zwang, einen

1.1 Wie die Angst sich in mein Leben einschlich

Toast runterzukriegen und wie jedes weitere Essen und soziale Events zu einer schier unüberwindbaren Hürde für mich wurden. Was es nicht gerade besser machte: Dem sympathischen schwulen Paar, bei dem ich zusammen mit drei weiteren Sprachschüler:innen wohnte, ging es fast ausschließlich darum, was und wie viele Gänge sie für ein gemeinsames Abendessen kochen konnten. Eine Tortur für mich. Eine Situation, die mir nicht ganz fremd war, denn in Indien ging es mir ähnlich: Das Gefühl, mit anderen, mir fremden Menschen etwas essen zu *müssen*, um sie nicht zu enttäuschen, schnürte mir die Kehle zu.

Irgendwann kam mein Vater für ein paar Tage zu Besuch, was schön war und mein Heimweh schmälerte. Wir fuhren durch die Gegend, saßen in Cafés und bestellten uns Aprikosen-Tarte. Über mein Gefühl der nervösen Übelkeit und die damit einhergehenden Ängste sprachen wir nicht. Weil wir es nicht gewohnt waren, über so etwas zu sprechen. Weil wir beide lieber so taten, als wäre nichts. In Wirklichkeit hatten wir beide Angst davor. Ich, weil ich mich schämte. Er, weil er sich vermutlich irgendwie schuldig fühlte.

Als mein Vater wieder abreiste, hatte ich nur noch eine Woche in Avignon vor mir. Eine Woche, in der es mir besser ging – zumindest was die Sehnsucht nach Zuhause anging. Alles andere blieb schwierig. Die Nervosität, die immer wiederkehrende Übelkeit und die Frage: »Wie schaffe ich es, das nächste Essen mit vielen Menschen, die mich beobachten und beurteilen, zu überstehen?«

1 Wie eine Angststörung enstehen kann

Der Avignon-Schock

Einmal überstand ich es tatsächlich nicht ohne Zwischenfall. Es war an meinem letzten Abend. Die beiden französischen Hobbyköche hatten sich vorgenommen, zu meinem Abschied etwas ganz nach meinem Geschmack zu machen. Sie machten sich ständig Sorgen, dass mir ihr Essen nicht schmeckte oder dass ich vielleicht magersüchtig sein könnte. Eine Idee, auf die man von außen betrachtet kommen konnte, da ich vor anderen wie ein Spatz aß und zu dieser Zeit auch sehr dünn war. Der Unterschied zu einer Magersüchtigen bestand darin, dass ich keine Kalorien zählte, nicht stolz auf mein Dünnsein war und schon gar nicht darauf, nicht entspannt in Gesellschaft anderer genießen zu können, so wie ich es zu Hause ja konnte.

Für meinen letzten Abend in Avignon hatte ich mir Pasta gewünscht. Nach einem Kräutersüppchen mit Schaumkrone gab es Spaghetti. Ich war noch nervöser als sonst. Doch um die beiden Lieben wenigstens dieses eine Mal nicht zu enttäuschen, versuchte ich es mit der Augen-zu-und-durch-Variante. Ich schlang die Nudeln irgendwie zügig hinunter, in der Hoffnung, dass es dann erledigt war. Leider kam es anders, denn die Teigwaren mit Tomatensauce wollten wieder raus aus mir und zwar genau dorthin, wo sie hergekommen waren – auf meinen Teller. Ein Desaster. Ein Schock. Für alle. Ich wollte mich einfach nur in Luft auflösen und die beiden Franzosen waren darauf bedacht, die Spuren möglichst schnell zu beseitigen – der eine griff zum Raumspray, der andere wedelte verlegen mit Küchentüchern herum

1.1 Wie die Angst sich in mein Leben einschlich

und sagte immer wieder »Oh la la, Oh la la, Oh la la«. Das Essen wurde beendet, als hätte es nie stattgefunden.

Zum Glück nahm ich am nächsten Tag den Zug zurück nach München. Mit im Gepäck: Ein Essen-in-Gesellschaft-Kotz-Schockerlebnis. Willkommen im Kreislauf der Angst! Denn die Angst, so etwas noch einmal zu erleben und von anderen doof und peinlich gefunden zu werden, ließ mich von nun an derartige Situationen vermeiden. Dabei wusste ich ja gar nicht, ob mich die anderen wirklich peinlich fanden. Vermutlich tat ich ihnen einfach nur leid. Und anstatt den Vorfall als unangenehme Erfahrung abzubuchen, saß das Ganze so tief, dass ich nicht so tun konnte, als wäre es nie geschehen. Gleichzeitig schämte ich mich und erzählte nicht einmal meiner Mutter oder Freund:innen davon. Und so schlich sich langsam die soziale Phobie in mein Leben ein. Von da an kam ES, dieses Gefühl des Zugeschnürtseins in Verbindung mit Übelkeit bei Essen in Gesellschaft, in regelmäßigen Abständen zurück. Vor allem an Geburtstagen oder sonstigen Anlässen von Familienmitgliedern, die ich schlecht schwänzen konnte. Schon Tage vorher belastete mich das anstehende Event, und wenn es dann so weit war und ich kreideweiß vor Übelkeit am Tisch saß und fand, dass es eine gute Idee sei, nichts zu essen, anstatt womöglich alles wieder auskotzen zu müssen, fühlte ich mich wie eine einzige Zumutung. Meine Mutter litt sehr unter diesen Situationen – gleichzeitig verdrängten sie und ich das Thema immer wieder, weil es ja »nur« in diesen Ausnahmesituationen ans Tageslicht trat. Ich war längst dabei, Situationen wie diese heimlich zu vermeiden. Auf Partys ging ich schon, aß dort aber nichts. Wenn eine Essenseinladung kam, hatte ich meistens eine Ausrede. Spontan etwas mit nicht vertrauten Leuten essen? Auf gar keinen Fall. Meinen guten Freund:innen fiel meine Phobie trotzdem kaum auf, weil ich in ihrer Anwesenheit, wenn wir zu zweit waren, keine Schwierigkeiten hatte.

Aus heutiger Sicht war Avignon der Beginn meiner Angststörung. Hier vermischten sich Anteile einer *sozialen Phobie* (Glossar) mit Teilen einer *Agoraphobie* (Glossar). (Es werden noch weitere Varianten folgen …) Vielleicht waren auch die anderen Erlebnisse, das diffuse Unsicherheitsgefühl in meiner Kindheit sowie die schwierige Zeit in Indien, Mosaiksteinchen, die zusammen mit einer genetischen Disposition[1] und weiteren Einflussfaktoren dazu führten, dass dieser blöde, schwere Klumpen namens soziale Angst in mir – irgendwo in der Magengegend – wucherte, so fühlte es sich damals an. Er wucherte übrigens, ohne dass ich auch nur ansatzweise wusste, was ES war, wie ES hieß und was man tun konnte, geschweige denn, dass ich diejenige war, die den Klumpen mit ihren Gedanken zum Wuchern animierte. Ich merkte nur, dass irgendwas mit mir nicht stimmte.

---

[1] Meine Mutter erzählte mir erst sehr viel später, dass ihre Mutter, meine Oma, als sie sechs Jahre alt war, plötzlich für mehrere Monate verschwand. Zur Kur, hieß es. Vermutlich hatte sie eine Depression, vielleicht sogar eine Angsterkrankung, die sie geheim halten wollte. Ich erinnere mich, dass meine Oma mir immer von Autogenem Training erzählte, das man ihr beigebracht hätte. Vermutlich auf besagter Kur.

1.2 Angst – Eine Annäherung aus neurobiologischer Perspektive

Eine Welt, in der wir keine Angst haben – sei es vor Unfällen, Einbrechern, vor gefährlichen Tieren, Prüfungen oder vor etwas Großem wie der Klimakrise –, klingt verlockend. Doch so reizvoll die Vorstellung eines angstfreien Lebens erscheint, so gefährlich ist sie. Denn Angst ist ein biologischer Mechanismus, der zwar heute nicht mehr so überlebensnotwendig ist wie in der Steinzeit, aber dennoch eine wichtige Funktion erfüllt.

Warum Angst uns hilft, nicht mit Krokodilen zu kuscheln

Angst schützt uns beispielsweise davor, einfach auf die Straße zu laufen, hält uns davon ab, mit einem Krokodil zu kuscheln, barfuß über glühende Kohlen zu gehen oder unser ganzes Geld im Kasino auf den Kopf zu hauen. Es wäre schön, wenn sie uns daran hinderte, unseren Planeten weiter zuzumüllen. Angst macht Sinn, indem sie uns hilft, Menschen, Situationen oder Dinge zu umgehen, die uns in Gefahr bringen. Ohne die Fähigkeit,

> **OHNE DIE FÄHIGKEIT, ANGST ZU EMPFINDEN, WÄREN WIR SCHON LÄNGST AUSGESTORBEN.**

1 Wie eine Angststörung enstehen kann

Angst zu empfinden, wären wir schon längst ausgestorben. Deswegen kann es nicht darum gehen, Angst loswerden zu wollen. Das wäre evolutionär gesehen kontraproduktiv.

Aber auch Angst ist eine Emotion, die aus dem Ruder laufen kann. Dann erfüllt sie ihre Schutzfunktion nicht mehr, hat keine positive Auswirkung auf uns und unsere Bewältigungsprozesse und wir fühlen uns danach auch nicht wieder gut. »Bei einer Angsterkrankung entwickeln die Menschen Angst vor ihren Angstsymptomen«, erklärt Professor Dr. Angelika Erhardt, Psychiaterin und Angstforscherin am Max Planck Institut in München und am Universitätsklinikum Würzburg. »Das Angstsystem produziert etwas, womit Sie nichts anfangen können. Im Gegenteil. Diese Symptomatik führt dazu, dass Sie sich einschränken, dass Sie darunter extrem leiden, dass Sie ihren Alltag nicht mehr bewältigen können.«

Das passiert bei Angst

Wie kann es dazu überhaupt kommen? Eine Frage, die zunächst eine andere Frage voraussetzt: Was passiert eigentlich in unserem Gehirn, wenn wir akute Angst spüren?

Amygdala heißt die Region in unserem Hirn, die dafür zuständig ist, Gefahrensituationen zu erkennen und zu beurteilen. Sie gehört zum limbischen System, das größtenteils die Aufgabe hat, Emotionen zu verarbeiten. Ihren komplizierten lateinischen Namen verdankt sie ihrer Form, die an einen Mandelkern erinnert.

Der Thalamus, die sogenannte Sammelstelle für alle

1.2 Angst – Eine Annäherung aus neurobiologischer Perspektive

Sinneseindrücke (mit Ausnahme des Geruchssinns), übermittelt der Amygdala, welche Situation wahrgenommen wird. Zum Beispiel ein plötzlich auftretendes Geräusch oder etwas, das man aus dem Augenwinkel wahrnimmt, aber nicht erkennt. Einflüsse, die potenziell bedrohlich sein könnten. Die Amygdala meldet an die nachgeschalteten Schutzorgane, dass es sich hierbei um etwas handeln könnte, vor dem man fliehen, mit dem man kämpfen oder vor dem man sich schützen muss. Der Mechanismus der Furchtreaktion wird sekundenschnell hochgefahren: Die Stresshormone Adrenalin und Kortisol werden in hohen Mengen ausgeschüttet, die Muskeln durchblutet, das Herz pocht, damit die Muskeln auch wirklich genug Blut und Sauerstoff haben, was dazu führt, dass wir schneller atmen. Ein Zustand, der auch als Fight-and-Flight-Modus bekannt ist und uns befähigt, innerhalb weniger Sekunden etwas zu tun, was uns schützen kann.

Das Frontalhirn, das evolutionär erst später entstanden ist, kann, vereinfacht dargestellt, als Kontrolleinheit bezeichnet werden. Es kondensiert alle Informationen und gleicht sie mit dem Gedächtnis ab. Dann kommt es entweder zu dem Schluss »Fehlalarm« oder es weiß: »Oh, diese Situation kenne ich und hier ist Vorsicht geboten«. Im ersten Fall werden die Schutzmaßnahmen so schnell runtergefahren, wie sie raufgefahren wurden. Im zweiten Fall wird das Ganze noch mal potenziert.

Jeder Mensch bewertet die Wahrnehmung einer Situation anders – je nach individuellen Erfahrungen, die er:sie gemacht hat. Erlebnisse, die an negative Emotionen gekoppelt und als solche im Gedächtnis gespeichert sind, rufen bei Angstpatient:innen Angst vor ähnlichen Situationen, in denen sie ähnliche Symptome haben könnten, hervor. Diese Angst vor der Angst (Erwartungsangst) kann sich schließlich so manifestieren, dass sich Betroffene verschiedene Strategien ausdenken, um gar nicht erst wieder in so eine Situation zu geraten. Sie setzen alles daran, das Erleben von Angst in Zukunft zu vermeiden. Ab da kann man von einer Angststörung sprechen.

Aber welche Faktoren müssen noch zusammenkommen, damit tatsächlich eine Angststörung entsteht? Eine Frage, auf die Forscher:innen noch keine umfassende Antwort haben. Klar ist: Die Gene spielen eine Rolle, aber keine dominante. »Der genetische Anteil liegt zwischen 40 und 50 Prozent«, sagt Professor Dr. Erhardt. In Familien mit Betroffenen ist das Risiko also größer, aber es wird nicht die Angsterkrankung an sich vererbt. Der Grund: Die genetische Struktur ist auf viele kleine Varianten in unserem genetischen Informationssystem verteilt, die wiederum bei jeder:m anders zusammengesetzt sein können. »Ich würde den genetischen Part eher als eine Art von Basis verstehen«, so Professor Dr. Erhardt, »und wenn da noch etwas dazukommt, sich sozusagen draufsetzt, kann sich eine Angsterkrankung entwickeln.«

Angeboren oder nicht?

Dieses Etwas, das neben der genetischen Veranlagung noch entscheidend für die Entstehung einer Angsterkrankung ist, fassen Wissenschaftler:innen unter dem Begriff der Epigenetik zusammen. Das sind kleine biochemische Prozesse, die an bestimmten Schaltstellen von Genen an-

1.2 Angst – Eine Annäherung aus neurobiologischer Perspektive

docken und mitbestimmen, wann und unter welchen Umständen welches Gen aktiviert und wieder deaktiviert wird. Wenn Genetik die Hardware ist, kann man sich Epigenetik als so etwas wie die Software vorstellen. Sie stellt eine Verbindung zwischen den Genen und sämtlichen Umwelteinflüssen wie Schadstoffen, Stress oder Ernährung her.

Vor allem in Bezug auf die Erforschung des Stresssystems sind derartige epigenetische Prozesse – in Verbindung mit bestimmten Einflüssen in der Kindheit – nachgewiesen worden. Je mehr negative Erfahrungen jemand hier gemacht und abgespeichert hat, desto veränderter sein Stresssystem und desto höher seine Vulnerabilität für psychische Erkrankungen. »Welche epigenetischen Prozesse einen Menschen speziell für eine Angsterkrankung anfällig machen, können wir noch nicht sagen«, so Professor Dr. Angelika Erhardt. Doch auch die Epigenetik ist neben der Genetik nur ein Baustein von vielen. An der Entstehung einer Angst- und/oder Panikstörung können noch weitere psychologische Aspekte beteiligt sein, die es jeweils zu analysieren gilt: frühkindliche Bindungserlebnisse, Traumata, Missbrauch, Gewalterfahrungen, Alkohol- und Drogenkonsum, Medikamente etc.

Was für das Zustandekommen einer Angststörung noch interessant ist: Es gibt im Leben eines Menschen sogenannte sensible Phasen. Das, was in diesen Zeitfenstern passiert, ist maßgeblich daran beteiligt, ob jemand eine Angsterkrankung entwickelt oder nicht. Dazu zählt an erster Stelle die frühe Kindheit – eine Phase, in der im besten Fall das Urvertrauen entsteht, in der – das weiß man

> **ES GIBT IM LEBEN EINES MENSCHEN SOGENANNTE SENSIBLE PHASEN.**

1 Wie eine Angststörung enstehen kann

heute – die Weichen für das ganze nachfolgende Leben gestellt werden. Hier zeichnet sich bereits ab, ob und wie jemand mit Stress umgehen kann und abhängig davon, wie sein:ihr Angstsystem neuroanatomisch programmiert ist.

Die Angst wächst mit

Wie der Mensch reift auch das Angstsystem allmählich heran – ein Grund dafür, warum unterschiedliche Angsterkrankungen in der Regel auch in verschiedenen Lebensphasen auftreten. Phobien wie Angst vor Dunkelheit, Angst vor Gewitter oder Angst vor Spinnen treten schon im Kindesalter auf. In Zusammenhang mit der Pubertät sind soziale Ängste sehr häufig, weil man in dem Alter anfängt, sich in der Gesellschaft, in Gruppen zu orientieren und zu sozialisieren. In der Zeit vom 18. bis zum 25. Lebensjahr hat die Panikstörung ihr Hoch. Am spätesten tritt die generalisierte Angststörung auf; sie kann auch nochmal im Alter einen Peak erreichen. Oft und vor allem bei Nicht-Behandlung überlappen sich mehrere Varianten – häufig zum Beispiel Panikstörung und Agoraphobie – oder es kommen weitere psychische Störungen wie Zwangserkrankungen, Depressionen oder Sucht hinzu.

Je länger eine Angsterkrankung unerkannt, ungesehen oder unbehandelt bleibt, umso schwerer wird es, einen guten Weg MIT ihr zu finden. Denn Betroffene haben ihren Alltag längst um die Angst- bzw. Panikstörung herum gebaut, vermeiden bestimmte Situationen und sind nicht selten abhängig von Mitmenschen, wenn es zum Beispiel darum geht, mit dem Auto zu Terminen gefahren zu wer-

1.2 Angst – Eine Annäherung aus neurobiologischer Perspektive

den, nicht allein sein zu können oder Ausreden parat zu haben, warum man ausgerechnet diesen Businesstrip nicht machen kann. Hier ist die Angst die Chefin, die sagt, wo es langgeht, was überhaupt geht und was nicht.

Das muss nicht so sein. Denn die gute Nachricht lautet: Alles, was nicht genetisch bedingt ist, können wir beeinflussen. Das bedeutet zwischen 50 und 60 Prozent liegt in unseren Händen.

> **ALLES, WAS NICHT GENETISCH BEDINGT IST, KÖNNEN WIR BEEINFLUSSEN.**

»Epigenetik ist etwas Dynamisches«, betont Professor Dr. Erhardt. »Und etwas, was dynamisch ist, ist aus unserer Sicht auch veränderbar.«

1.3 Was tun?

Die meisten Angstklient:innen wollen zunächst nur eins: keine Angst mehr haben. Ein verständlicher Wunsch, den auch ich jahrzehntelang hegte – im Glauben, meine Angst eines Tages besiegen zu können. Doch je mehr ich mich im Kampf gegen sie anstrengte, umso stärker und hartnäckiger wurde sie. Warum das so war? Weil aktive Negation nicht funktioniert. Aktiv etwas nicht fühlen oder denken zu wollen führt genau zum Gegenteil, nämlich dass man es fühlen bzw. denken muss. (Bekanntes Beispiel in diesem Zusammenhang: »Denke jetzt nicht an einen rosaroten Elefanten!« – Eine Negation, die dazu führt, dass du sicher an einen solchen denken musst.)[2] Allein die Fokussierung auf das Nicht-fühlen-Wollen kostet Energie. Energie, die in das Objekt, in das Gegenüber fließt und es dadurch stärkt. Wenn ich von diesem vertrackten Kreislauf schon früher gewusst hätte, hätte ich mir so man-

> **AKTIV ETWAS NICHT FÜHLEN ODER DENKEN ZU WOLLEN FÜHRT GENAU ZUM GEGENTEIL.**

---

2 Vgl. hierzu Dr. Bernd Schumacher zu Gast in »Hallo Angst«-Podcast, Folge 2. Und: Schumacher, Bernd: Systemische Angsttherapie – in einer Sitzung. Kontext 42 (3). Göttingen 2011, S. 272–294.

chen Versuch sparen können. Ich habe viel versucht – Verhaltenstherapien, Psychoanalyse, Medikamente, Yoga, Meditation oder Schamanismus – und nichts hat wirklich geholfen. Meine Panikattacken kamen teilweise auch nach langen Pausen – immer wieder.

Als Systemische Coach:in ist es mein Anliegen, dir meine Umwege zu ersparen. Du sollst nicht wie ich jahrzehntelang Krieg gegen deine Angst (und somit auch gegen dich) führen, um dann herauszufinden, dass du sowieso nie siegen kannst. Ich habe Anregungen für dich, wie du in Kontakt mit deiner Angst kommen kannst, um sie dann in einem zweiten Schritt als Wegbegleiter:in schätzen zu lernen und in deinen Alltag zu integrieren.

(K)ein Teil von mir

Doch um dorthin zu kommen, ist es am wichtigsten, die Angst überhaupt erst einmal zu akzeptieren. Als Teil von dir, der neben vielen anderen Teilen auch seine Daseinsberechtigung hat. Diese ist dir jetzt vermutlich noch nicht klar. Du kannst aber sicher sein: Dein Zuviel an Angst macht irgendeinen Sinn. Warum? Weil alle anderen Teile deiner Selbst es auch machen, zu dir gehören, dich ausmachen. Das Schöne ist: Du bist nicht deine Angst, sondern noch so viel anderes. Ich weiß, wenn es einem so richtig schlecht geht, die Angst vor der Angst so groß ist, dass man lieber die Wohnung gar nicht mehr verlässt, hat man das Gefühl, die Angst sei der größte, der alles bestimmende Teil in einem. Das stimmt auch – für diesen Moment. Fühlt sich scheußlich an – für diesen Moment. Unerträglich – in diesem Moment. Doch im nächsten Moment könntest du versuchen, dich an die Momente zu erinnern, die schon mal anders waren, leichter, fröhlicher und befreiter. Erinnere dich daran, dass du auch all das sein konntest.

»Jetzt ist die Angst groß und sie wird auch wieder kleiner«, könntest du dir zum Beispiel sagen. Ein simpler Satz mit großer Wirkung. Warum? Weil er kein »aber« enthält. Stattdessen ein »und«. Denn beides ist real und in Ordnung, darf nebeneinanderstehen, schließt sich nicht aus, widerspricht sich nicht. »Aber« des Öfteren gegen »und« einzutauschen ist übrigens ein kleiner kommunikativer Kniff, der dabei hilft, Ambivalenzen aushalten zu lernen. Und hey, unser ganzes Leben besteht aus ambivalenten Anteilen! Der Vorteil, wenn wir Angst – und sei sie auch noch so »krankhaft« – nicht mehr und nicht weniger als einen Teil von uns begreifen können: Sie verliert ihre Übermacht. Sie ist auch da, mal mehr, mal weniger. Beides ist okay.

> DEIN ZUVIEL AN ANGST MACHT IRGENDEINEN SINN.

Du bist nicht allein

Wenn es darum geht, die eigene Angststörung annehmen zu lernen, spielt auch *Scham* (Glossar) eine große Rolle. Scham, durch die Angst schwach zu wirken, nicht so funktionieren zu können, wie es von einem er-

1.3 Was tun?

wartet wird oder ein unerwünschtes Gefühl wie Angst nicht vor anderen verstecken zu können. Scham ist ein schwer erträgliches Gefühl, weil es die eigene Identität infrage stellt. Es wird leichter sie zu ertragen, indem man auch sie nicht verdrängt, sie stattdessen anerkennt und schlicht und einfach aushält.

Zum Thema Scham mag vielleicht auch noch ein bloßer Fakt hilfreich sein: In Deutschland haben circa 14 Millionen Menschen eine Angststörung, die damit noch vor der Depression die häufigste psychische Erkrankung ist. Du bist also eine:r von zig Millionen und musst dich schon mal nicht dafür schämen, als einzige:r auf unerklärliche Art und Weise komisch zu sein. Zugegeben, die Zahl – 14 Millionen – ist abstrakt und wird erst wirklich, wenn du dich mit ein paar dieser Leidensgenoss:innen austauschen kannst. Denn für viele Betroffene ist das der erste Knackpunkt: zu erfahren, dass sie ja gar nicht alleine sind – anders als lange angenommen. Deswegen: Such dir deine Community. Ob in den sozialen Medien, in sonstigen Onlineforen, in Mental-Health-Cafés wie zum Beispiel dem Kitchen2Soul in München, in einer Selbsthilfegruppe, wenn du dich traust, oder vielleicht sogar in einer Klinik oder Tagesklinik.

Gut zu wissen

Vor allem wenn du gerade erst anfängst, dich mit deiner Angststörung auseinanderzusetzen, dich langsam vorwagst, andere Angsthäsinnen und Angsthasen aufzutreiben, bieten soziale Medien wie Instagram oder Facebook

Vorteile: Wenn du dich (noch) nicht mit dem Thema heraustraust, ist es leichter, entsprechenden Accounts von Betroffenen oder Institutionen zu folgen, als sich in eine Therapie oder eine Selbsthilfegruppe zu begeben. Ein weiterer Vorteil: Du kannst dich in Diskussionen einklinken, Fragen stellen oder kommentieren, wenn du magst – du musst aber nicht. Stattdessen kannst du einfach nur folgen und dich ansonsten bedeckt halten. ABER, Vorsicht: Ich betrachte soziale Medien keinesfalls als Ersatz für klassische Therapieangebote. Sie sind lediglich eine niederschwellige Möglichkeit, sich an das Thema heranzutasten. Und: dass Instagram der mentalen Gesundheit schadet, weiß sogar der Mutterkonzern Meta selbst. Der hat entsprechende interne Untersuchungsergebnisse bewusst unter Verschluss gehalten, was das *Wall Street Journal* aufgedeckt hat.

Am Ende des Buches findest du übrigens einige Empfehlungen, welche Accounts in den sozialen Medien meiner Meinung nach dennoch interessant und spannend sind. Und noch etwas sei an dieser Stelle erwähnt: Es gibt auch immer mehr digitale Gesundheitsanwendungen, die sich mentalen Themen widmen, sogar Apps wie »Mindable« oder »Invirtu«, die eine virtuelle Verhaltenstherapie bei Angststörungen auf Rezept anbieten. Digitale Angebote wie diese nehme ich unter anderem in Kapitel 2.3 unter die Lupe.

Wenn dich soziale Medien eher stressen und deine Angst triggern, kannst du dich auch in klassischen Medien wie Büchern, Zeitschriften, Online-Artikeln, in TV- und Audio-Mediatheken oder über Podcasts informieren.

1.3 Was tun?

Wo und wie du dich auch informierst: Das Wissen über Angststörungen ist ein guter erster Schritt bei der Entdeckungsreise in die Gefilde deiner Angst und Panik. Einigen wenigen hilft allein das Wissen darum, was genau passiert, wenn sie Panik haben, um die Panik extrem abzuschwächen.

Doch bei dem Großteil der Betroffenen ist das Wissen nur ein Baustein. Schließlich ist Angst ein Gefühl, ein starkes. Und Gefühle sind mit dem Verstand nicht einfach zu bändigen. Aus diesem Grund habe ich ein paar Ideen, wie du noch auf anderen Wegen auf deine Angst zugehen kannst.

Zum Anbeten

Mach deiner Angst einen kleinen Tempel! Und damit meine ich nicht, dass sie über dich herrschen soll, sondern vielmehr, dass du sie auch ehren und Energie aus ihr schöpfen lernen kannst. In diesem Sinne rede ich von einem Schrein, einem Kistchen, ein Schälchen, einem Kissen oder einem Tuch, wo du deine Angst platzierst, es ihr schön machst. Als Symbol für deine Angst kannst du verwenden, was immer für dich passt und Sinn macht. Sei es ein bestimmter Stein, ein Stück Holz, eine kleine Skulptur oder eine von dir aus Ton geformte Masse. Wichtig ist, dass du deinem Angst-Symbol einen Platz gibst und sie so anordnest, wie es für dich stimmig ist – gerne auch mit weiteren Dingen, die dir gefallen. Du kannst deiner Kreativität hier freien Lauf lassen!

1 Wie eine Angststörung enstehen kann

Was das soll? Wenn du deiner Angst und/oder Panik einen schönen Ort gibst, wird es dir erstens leichter fallen, sie anzunehmen, anzuschauen und in Kontakt mit ihr zu treten. Zweitens wird sie vielleicht nicht so oft versuchen, sich bei dir – zu den unmöglichsten Zeitpunkten – breitzumachen, weil sie ja schon einen Platz von dir bekommen hat. Entweder du fokussierst dich immer, wenn du Lust hast, auf den Ort und das Symbol deiner Angst, oder aber du entwickelst ein Ritual, das dir hilft, in regelmäßigem Austausch mit diesem Teil von dir zu sein. Zum Beispiel könntest du jeden Abend vor dem Schlafen – eventuell in Begleitung eines passenden Songs – kurz in deinem kleinen Angsttempel vorbeischauen und »Hallo« sagen, nachfühlen, wie es dir heute so erging und wo die Angst gerade in deinem Körper spürbar ist. Auch hier sind deiner Fantasie keine Grenzen gesetzt.

Wem das nicht zu esoterisch ist: Dein Tempel eignet sich auch, um Affirmationen bezüglich deiner Angst zu feiern. Jede Woche eine andere. Zum Beispiel: »Du bist ein Teil von mir und das ist okay.« Oder: »Ich höre dir zu und bin gespannt.« Oder: »Ich habe Angst vor dir und ich möchte dich besser kennenlernen.« Affirmationen wie diese, also positive Glaubenssätze, kannst du auf einer Karte notieren, sie in deinem Tempel platzieren und so oft den Fokus darauf richten, wie du möchtest. Achte bei der Formulierung der Sätze darauf, dass sie möglichst kurz sind, du die Gegenwartsform und eine positive Wortwahl verwendest. Wem die wöchentlich wechselnden Worte zu viel sind: Alternativ kannst du auch mit einer Affirmation am Kühlschrank anfan-

1.3 Was tun?

gen oder an einem Ort, den du jeden Tag mehrmals wahrnimmst.

Was das bringen soll? Jede:r ist mit bestimmten Glaubenssätzen aufgewachsen, die uns von Eltern, Lehrer:innen und anderen Autoritätspersonen eingebläut worden sind. Zum Beispiel: »Ich werde nur geliebt, wenn ich gute Leistungen bringe«, »Ich bin nicht gut genug«, »Mit künstlerischen Berufen kann man kein Geld verdienen«. Auch wenn wir schon auf unseren eigenen Beinen stehen, unser Elternhaus längst verlassen und möglicherweise trotzdem oder gerade deswegen einen künstlerischen Beruf gewählt haben, wirken jene Glaubenssätze oft lange nach, obwohl sie längst keinen Sinn mehr für uns machen. In Bezug auf Angst oder andere starke Gefühle wie Wut oder auch Freude bedeutet das, dass wir oft Glaubenssätze verinnerlicht haben, die diesen Gefühlen keinen Raum geben im Sinne von »Schrei nicht so laut!« oder »Lach nicht so hysterisch!«.

Das Gute ist: Unser Mindset kann umprogrammiert werden. Mit Affirmationen zum Beispiel oder auch mit Mantren. Man muss sie nur oft genug wiederholen und sich auf sie konzentrieren, an sie glauben und sie haben wollen.

Wer es etwas bodenständiger mag und gerne schreibt, dem sei die nächste Variante ans Herz gelegt, um mit seiner Angst in Kontakt zu kommen: Schreib deiner Angst einen Brief! Als wäre sie eine gute Freundin oder ein guter Freund, der:dem du mal dein Herz ausschütten willst und alles schreibst, was du so über sie:ihn und eure Freundschaft denkst.

Was nervt dich besonders? Unter welchen Umständen kannst du sie:ihn am wenigsten ertragen? Und: Wie könntest du dir vorstellen, dass es besser mit euch laufen könnte? Was magst du vielleicht sogar an ihr:ihm?

Call it by it's name

Wenn du magst, kannst du noch einen Schritt weitergehen und dir einen Namen für deine Angst ausdenken. Einen, der sie für dich am besten charakterisiert. Dabei helfen auch Überlegungen, wie sie aussehen könnte. Ist sie eher groß oder eher klein, ist sie kantig oder weich, blond, dunkel, hat sie lockiges Haar? Oder ist deine Angst männlich? Ist das Geschlecht egal? Das Alter? Die Stimme – wie klingt die Angst? Schrill, dumpf, gelangweilt oder dunkel? Nimm dir Zeit, sie dir vorzustellen. Je genauer du deine Angst kennst, umso besser kannst du mit ihr kommunizieren.

Was das bringt? Gerade für Menschen, denen es schwerfällt, die eigenen Gefühle überhaupt wahrzunehmen und sich mit ihnen zu verbinden, ist dieser narrative Ansatz hilfreich. Narrativ, weil wir die Angst so in eine Geschichte einbinden, in unsere Geschichte. Wie? Wir extrahieren ein Gefühl – in diesem Fall die Angst – und stellen es uns einfach mal außerhalb unseres Ichs vor. Wir verlagern es nach außen, geben ihm eine Form, eine Gestalt, eine Farbe, einen Geruch, einen Namen usw. Warum? Weil es so leichter

1.3 Was tun?

ist, diesen inneren Teil zu greifen, mit ihm in Verbindung zu kommen.[3]

Eine andere Spielart seine Gefühle und Gedanken zu pflegen, ist das Journaling oder »Tagebuch für Fortgeschrittene«. Hierbei liegt der Fokus nicht wie beim klassischen Tagebuch auf den Ereignissen im Außen, sondern auf den inneren Prozessen. Grundsätzlich kannst du dein Journal so führen, wie du möchtest, doch mittlerweile gibt es im Netz und auch in Büchern viele Anleitungen und Ideen, wie du dabei vorgehen kannst. Wenn du zum Beispiel nicht viel Zeit hast, ist das 5-Minuten-Journal vielleicht dein Ding, wenn du dich von zu vielen Regeln eingeengt fühlst, könnte das freie Schreiben etwas für dich sein, oder wenn du dich aus der Problemtrance herauskatapultieren möchtest, könnte das Dankbarkeits-Journal zu dir passen.

Was Journaling bringt? Es ist eine einfache, kostengünstige und flexible Achtsamkeitsübung. Zahlreiche Studien haben den positiven Effekt des routinemäßigen Schreibens auf die Psyche belegt. Es kann helfen,

---

[3] Dr. Bernd Schumacher, Systemischer Therapeut und auf das Thema Angst spezialisiert, kritisiert an dieser Methode der sogenannten Externalisierung, dass dadurch das Gefühl, die Angst sei etwas Eigenständiges, außerhalb des eigenen Körpers, das über einen kommt, verstärkt werde. Viele Patient:innen schildern genau das: dass die Angst über sie komme und sie sich nicht gegen sie wehren können. Ein berechtigter kritischer Gedanke, dem ich folgenden Gedanken gegenüberstelle: Indem ich meine Angst so gestalte, wie es für mich Sinn macht, habe ich Einfluss auf sie, bin ihr keineswegs ohnmächtig ausgeliefert.

mit deinen Gefühlen in Kontakt zu kommen, Emotionen zu verarbeiten, Gedanken zu ordnen und neue Perspektiven zu entdecken.

Wer seiner Angst ein Gedicht schreiben möchte, ihr einen Song widmet oder ihr ein Logo design – alles, was auf kreative Art den Kontakt zu diesem vielfach unerwünschten Gefühl herstellt, ist heilsam!

Sieben Fragen an dich und deine Angst

Als Anregung hier noch ein paar Fragen, die du dir (und deiner Angst) stellen kannst:

- Wer würde als Erste:r merken, wenn deine Angst schwächer wäre? Was wäre dann anders?
- Wer in deiner Familie würde mir als Erstes erzählen, dass du mutig bist?
- Was würde deine mutige Seite vorschlagen zu tun?
- Was wird eventuell durch deine Angst/Panik gelöst? Was wird verhindert?
- Seit wann bewertest du deine Angst als Problem? Wer bewertet sie noch als Problem?
- Jenseits von diesem Problem, was gelingt dir richtig gut?
- Angenommen, die Dinge entwickeln sich in eine gute Richtung, was wäre für dich ein guter Schritt nach vorn?

2
Therapien

2.1 Von einer Couch auf die nächste

Mit zwanzig Jahren ging sie los, meine Karriere auf der Couch. Das Setting in den Psychopraxen war fast immer ähnlich. Es bestand aus zwei nicht zu gemütlichen gegenüber platzierten Sesseln, dazwischen ein Beistelltisch mit Blümchen – zur Aufheiterung –, daneben die Box mit Taschentüchern – für den Fall –, ein Teppich, wahlweise mit Mustern zum Anstarren oder schlicht und flauschig, eine Palme oder sonstiges Grün, gerne eine dieser esoterischen Salzlampen, kleine Handpüppchen und häufig ein großes Bild – vermutlich ein unverbindliches Angebot für die Patient:innen, sich darin hin und wieder zu verlieren. Die Wände häufig in Gute-Laune-Gelb gestrichen – eine Farbe, die mich in diesem Kontext eher wütend machte, weil die Intention nicht offensichtlicher hätte sein können.

Was mir von meiner ersten Verhaltenstherapie bei Frau M. am meisten hängen geblieben ist: ihr portabler CD-Player, den sie in jeder Stunde wie eine Waffe zückte, wenn die Ratlosigkeit mal wieder am größten war. Auf beiden Seiten. Dann drückte sie einfach Play, schloss die Augen und es ertönte eine Frauenstimme, die 20 Minuten progressive Muskelentspannung nach Jacobsen mit einem durchging. Ein Klassiker der Achtsamkeit, der aus Spannung und Entspannung bestimmter Muskelgruppen besteht. Ich erinnere, dass mir immer ganz warm davon wurde, was schön war. Ansonsten stellte ich mir die Frage, warum ich extra in eine Praxis ans andere Ende der Stadt fuhr, um dort ein Drittel der Stunde einer CD zuzuhören.

Frau M. und ich konnten irgendwie nicht viel miteinander anfangen. Sie stellte mir Fragen wie »Wie stehen Sie dem Thema Selbstbefriedigung gegenüber?«, »Wie war die Stimmung in Ihrem Elternhaus?« oder »War in Ihrer Familie jemand psychisch krank?«. Ich beantwortete ihre Fragen, sie schrieb akribisch und mit zugekniffenen Augen alles auf. Ich hätte ihr liebend gerne die Frage gestellt »Und nun?«, was ich mich aber nicht traute. Sie war eine Verhaltenstherapeutin, weswegen ich eigentlich eher davon ausgegangen war, dass sie mit mir Übungen machen würde, um mich mit meiner Angst zu konfrontieren, in der Hoffnung, dass es durch die Gewöhnung und die Einsicht, dass doch nichts Schlimmes passiert sei, besser werden würde. Doch ich hatte keine einzige *Exposition* (Glossar) zu bestehen. Vielleicht auch zum Glück. Denn Expositionen – so nennt man diese Methode der künstlich herbeigeführten Reizsituation, mit dem Ziel, diese zu überleben – sind für Menschen, die chronisch gestresst sind, ein zusätzlicher Stressor.

Meine Mutter hatte Frau M. empfohlen bekommen und war vor allem davon überzeugt, dass es gut sei, dass sie auch Medizinerin – mit Doktortitel! – und nicht »nur« Psychologin sei. Aus meiner heutigen Sicht glaube ich, dass genau das das Problem war, denn für sie war tatsächlich alles körperlich erklärbar und somit auch zu lösen. Einfach wieder mehr Sport machen! Täglich Jacobsen. Und wenn das nicht hilft, in die Klinik. In die Klinik? Ich wollte auf gar keinen Fall in eine Psychoklinik. Das war meine absolute Horrorvorstellung.

Panik auf der Autobahn

Frau M. fand, ich sei depressiv. Ich kam zu ihr, weil sich meine Angst, die bisher ausschließlich in sozialen Kontexten zum Vorschein kam, jetzt auch auf ein anderes Terrain bewegte. Zum ersten Mal besuchte mich die Panik im Auto. Am Steuer. Auf der Fahrt zum Flughafen, wo ich meine damals elfjährige Halbschwester abholen sollte – aber nicht konnte. Ich war gerade mal fünf Minuten auf der Autobahn, als mir übel wurde, meine Knie zu zittern anfingen und mein Blick immer verschwommener wurde. Mein Herz raste, ich schwitzte wie verrückt und war mir sicher, dass ich jetzt sterben müsste. Zumal die Situation auf der Autobahn in so einem Zustand ja wirklich gefährlich ist. In meiner gefühlt ausweglosen Lage gelang es mir trotzdem irgendwie, an den Rand zu fahren und anzuhalten. Fenster auf. Atmen. Weinen. Dann musste ich mich übergeben. Die anderen Autos rasten an mir vorbei und ich fühlte mich so einsam und hilflos wie selten zuvor. Jetzt war ich auch allein im Auto nicht mehr sicher!

Der akute Panikzustand wurde langsam weniger intensiv. Der Schock aber saß tief und ich wusste, dass ich den Weg zum Flughafen nicht alleine schaffen würde, zu groß war die Angst, dass ES wiederkommen könnte. Ich drehte um und fuhr zu meiner Mutter und ihrem Mann, die zum Glück in der Nähe wohnten. Als ich aschfahl dort ankam und berichtete, was geschehen war, löste ich eine Welle der hilflosen Hysterie aus. »Bist du jetzt etwa total neurotisch?«, fragte mich meine Mutter. »Und deine Schwester? Die steht jetzt da und wird nicht abgeholt! Das kannst du dem Mädchen nicht antun. Und jetzt??? Und wenn du hierhin fahren konntest, warum bist du dann nicht gleich zum Flughafen gefahren???« Fragen, die mir in diesem Moment eindeutig zu viel waren.

> ZU GROSS WAR DIE ANGST, DASS ES WIEDERKOMMEN KÖNNTE.

Einzig der Mann meiner Mutter bewahrte einen kühlen Kopf und fuhr mit mir sofort zum Flughafen, um meine arme nichts ahnende Schwester abzuholen. Heute hätte man sich längst auf dem Handy angerufen und informiert. Handys gab es 1996 zwar auch schon, aber damals hatte lange nicht jede:r eines dabei – erst recht nicht ich, geschweige denn meine kleine Schwester. Als wir am Flughafen ankamen, saß sie seelenruhig auf einer Bank und wartete. Wir erzählten ihr irgendwas von einem Stau und sie sagte, es sei alles okay für sie, sie fände es klasse, alleine zu reisen. Meine Halbschwester war schon immer cooler als ich.

Wenn wir – meine Mutter, ihr Mann und ich – auch niemandem von diesem Zwischenfall erzählten, hatte er eindeutig andere Qualitäten als das, was wir bisher als »Katharinas Angst« kannten. Während ich mich bis dato in meinem gewohnten Umfeld oder allein sicher fühlte, war das jetzt anders. Jetzt, so meine Gemütslage, konnte die Panik plötzlich und überall – vor allem aber wieder im Auto, so meine Vorstellung – über mich kommen. Wenn sie kommen sollte, war ich ohnmächtig und konnte nichts dagegen tun. Dachte ich zumindest.

Meine Angst vor einer erneuten Panikattacke fing an, mein Leben zu beherrschen. Ich beschloss, erstmal nicht mehr alleine mit dem Auto so weit zu fahren. Meine Mutter, noch lange von dem Vorfall erschüttert, fand, ich müsse etwas unternehmen. Und so landete ich bei Dr. med. M., die mich eher in die depressive Schublade einordnete. Sicher nicht ganz zu Unrecht, denn ich war zu dem Zeitpunkt auch depressiv. Allerdings wies mich Frau M. nicht darauf hin, dass ich depressiv sein könnte wegen meiner Ängste, die mich einschränkten und mich daran hinderten, mein Student:innenleben so zu führen, wie ich es mir eigentlich immer vorgestellt hatte: wild, frei und selbstbestimmt.

> **MEINE ANGST VOR EINER ERNEUTEN PANIKATTACKE FING AN, MEIN LEBEN ZU BEHERRSCHEN.**

Zu dem Zeitpunkt wohnte ich schon nicht mehr zu Hause, sondern in einer Wohngemeinschaft mit einer Freundin aus der Schule. Ich studierte Germanistik und Politikwissenschaften, hatte viele Freund:innen, aber keinen Freund wie die meisten anderen um mich herum – was mir – zumindest redete ich mir das ein – auch nichts ausmachte. Ich lebte langsam mein eigenes Leben. Aber nur langsam. Denn ich war sehr oft zu Hause zum Essen und orientierte mich daran, was meine Mutter und ihr Mann so fanden. Ich fuhr sogar mit meiner Mutter in den Urlaub. Zwei Wochen auf die Kanalinsel Guernsey. Keine Ahnung, wie wir auf die Idee gekommen waren, denn es war, abgesehen von meiner miesen Verfassung, eine unglaublich dröge Insel. Jedenfalls kamen wir dort an und schon ging es wieder los. Meine soziale Angst klopfte an. Klar, wir waren ja auch an einem fremden Ort. Allerdings hatte ich nicht in Begleitung meiner Mutter damit gerechnet. Sämtliche Ängste überlagerten sich und wurden zunehmend diffuser.

Ich konnte nichts im selben Raum mit all den anderen Gästen in unserem Hotel essen, in Restaurants schnürte es mir wie schon in Indien, in Frankreich und bei etlichen Familienessen regelmäßig die Kehle zu. Was, wenn mir wieder so etwas passierte wie in Frankreich? Dieser Gedanken ging mir nicht aus dem Kopf. Meine Mutter war am Verzweifeln. So sehr, dass wir schon nach einer Woche zum Flughafen fuhren und meine Mutter den Piloten persönlich darum bat, uns außerplanmäßig früher mit nach Hause zu nehmen, was dieser auch tat. Das Gefühl, wieder zu Hause zu sein, war beruhigend und bedrückend zugleich. Einerseits hatte meine Mutter uns aus der quälenden Situation gerettet. Andererseits wussten wir beide: Hier läuft etwas aus dem Ruder.

Zurück in der Therapiestunde, fiel Frau M. nichts anderes mehr ein, als mir einen Katalog in die Hand zu drücken: Von einer psychosomatischen Klinik am

2 Therapien

Chiemsee. Hier könnte ich mal ganz fokussiert an mir arbeiten. Sie wüsste auch nicht weiter. Die Vorstellung, in einer Klinik »eingesperrt« zu sein, ließ ungeahnte Kräfte in mir wach werden. Das wollte ich auf gar keinen Fall.

Ich beendete die Therapie, bekam zum Abschied eine CD mit Jacobsen Muskelentspannungstraining geschenkt und versuchte, allein klarzukommen. Eine Weile gelang mir das auch ganz gut. Ich konnte Autofahren, auch wieder allein auf der Autobahn. Ich machte Praktika bei unterschiedlichen Medien, flirtete mal hier, mal da, gerne auch in anderen Städten, damit bloß niemand zu nah an mich herankam, ging viel aus und fand mein Leben okay.

Die zweite Therapie

Meine zweite Therapie fing ich an, nachdem ich beim Ausgehen in einem Club in Ohnmacht gefallen war. Einfach so. Ohne viel Alkohol oder gar Drogen. Die Clubbetreiber schmissen mich daraufhin raus, weil sie angeblich nichts mit Drogen zu tun haben wollten. (Vermutlich war ich die Einzige, die nicht irgendwas intus hatte!) Als ich wieder so richtig bei mir war, fand ich mich alleine in der Kälte zitternd auf einer Bank im Kunstpark Ost, wo man mich anscheinend hingebracht haben musste. Die Leute, mit denen ich unterwegs war, gehörten nicht gerade zu meinen besten Freund:innen und hatten von all dem gar nichts mitbekommen.

Dieser Vorfall brachte noch eine neue Angstvariante ins Spiel – wobei ich mich heute frage, ob sie nicht schon lange vorher da war: die Agoraphobie. Die Angst vor öffentlichen Plätzen, vor weiten Plätzen, vor Menschenmengen, vor Reisen(!) – vor Situationen, in denen man bei Gefahr nicht schnell genug flüchten könnte, einem niemand helfen würde und man so in eine ohnmächtige Lage geriete. Weil ich das von diesem Moment an vermeiden wollte, ging ich so gut wie kaum noch aus, hatte immer eine Ausrede parat. Das Neue: Diese Angst hatte jetzt nicht nur etwas mit Essen in Gesellschaft und der Vorstellung, sich zu blamieren zu tun, sondern mit vielen Menschen und der Idee von auswegloser Hilflosigkeit. Zu diesem Zeitpunkt hatte ich auch des Öfteren Panikattacken in der U-Bahn.

Herr O., mein Therapeut, war nett. Sonst erinnere ich fast gar nichts mehr – nicht mal die Therapieform. Außer, dass er ruhig war, mir riet, immer Arsenicum-Album-Globuli bei mir zu haben und fand, dass ich doch gar nicht ausgehen müsse, wenn ich nicht wolle. Ach so, dachte ich mir, ging weiter nicht aus und redete mir ein, das auch gar nicht zu wollen. Denn wenn ich nicht will, muss ich nicht. Interessanter Ansatz. Herr O. hatte anscheinend nicht das Gefühl, dass ich etwas vermied. Er fand auch, dass ich gar keine Angststörung hätte, sondern stellte die Diagnose einer sogenannten *Anpassungsstörung* (Glossar). Eine Diagnose, die Ängste und Depressionen als Folge eines belastenden Erlebnisses oder einer Art von Krise einordnet. Doch die Angstsymptome waren ja auch schon vor dem Ohnmachtsanfall im Club da.

2 Therapien

Ich komm schon irgendwie zurecht

Auch diese Therapie ging irgendwann zu Ende. Und auch nach ihrem Ende kam ich schon irgendwie zurecht. Nach außen war sowieso alles perfekt und unauffällig – vielleicht bis auf die Tatsache, dass ich nie eine Beziehung hatte. Ich war eine gute Student:in, zog coole Medien-Praktika an Land, war ehrgeizig und entschlossen, Journalistin zu werden. Schon neben dem Studium arbeitete ich in der Redaktion einer großen Frauenzeitschrift. Dort wäre nie jemand auf die Idee gekommen, dass ich die Kantine mied, weil ich Angst davor hatte, dass mir mit den vielen Menschen übel werden und ich auf den Tisch kotzen könnte. Außerdem umging ich in dieser Zeit die U-Bahn und kam immer mit dem Fahrrad oder dem Auto zum Verlag. Auch das wusste niemand. Genauso wenig, wie jemand ahnte, dass es für mich eine Qual war, in bestimmte Seminare an der Uni zu gehen – aus Angst, dort irgendwie aufzufallen.

Ich konnte meine Ängste gut vor anderen und vor allem vor mir selber verstecken. Habe ich sie womöglich auch vor meinen Therapeut:innen kaschiert? Ich weiß es nicht. Jedenfalls hatte ich mir mein Leben rund um meine Ängste irgendwie eingerichtet und es funktionierte. Von außen betrachtet war ich die Lustige, die Coole, die Krasse. Nur ein paar enge Freund:innen kannten meine Probleme, wussten, dass es für mich meistens eine Überwindung war mitzukommen und dass sie mit einer Absage auf den letzten Drücker rechnen mussten. Aber mein System lief und ich bekam selten Beschwerden. Meine Freund:innen nahmen mich so, wie ich war, was mein System zusätzlich am Laufen hielt, weil es von niemandem infrage gestellt wurde. Was wäre aber passiert, wenn eine:r meiner Freund:innen mein System und mich mehr hinterfragt hätte? Vermutlich hätte ich mich von ihr distanziert, um weiterzumachen wie bisher. Und: Nicht wenige meiner Freund:innen hatten außerdem selbst mit mentalen Problemen zu kämpfen.

Wofür es sich lohnt

Im Februar 2002 beendete ich mein Studium mit dem Magister und beschloss in einem Moment naiver Verwegenheit, danach für ein paar Monate nach New York zu gehen. Für ein Praktikum in einem Korrespondentenbüro. Ich wollte so leben wie Carrie Bradshaw aus *Sex and the City*, eine TV-Serie, die zu dem Zeitpunkt das Ding war. Ich bewarb mich für das Praktikum und bekam es. Nach der Ankunft in New York, im Taxi Richtung Harlem, wo ich wohnte, wurde mir kurz ganz anders und ich fragte mich »Was mache ich hier? Ausgerechnet hier, in dieser pulsierenden Stadt, die mein Stresssystem vermutlich bis an seine Grenze triggern wird.« Die ganze Fahrt über war ich drauf und dran, den Fahrer zu bitten umzukehren, zurück zum Flughafen, zurück nach München. Aber irgendetwas hielt mich davon ab. Zum Glück. Denn in New York hatte ich eine der besten Zeiten in meinem Leben. Anfangs saß mir meine Angst noch ständig im Nacken, piesackte und verunsicherte mich. »Ist das nicht 'ne Nummer zu groß für dich Angsthäsin?«, fragte sie mich, als ich an meinem ersten Arbeitstag am Rockefeller Center – wo mein Büro war – angekommen war, kurz innehielt und nach oben blickte, um ihr dann zu antworten: »Vielleicht ist es das, ja. Gleichzeitig ist es einfach umwerfend!«

Mein Alltag in Manhattan hatte tatsächlich einiges von dem Leben einer Carrie Bradshaw – wenn man von den in meiner Story nicht vorkommenden Männergeschichten mal absieht. Ich war viel auf Partys, bei exklusiven PR-Events, auf Fashion Shows, lernte schnell coole Frauen kennen und hing mit ihnen an den Wochenenden in angesagten Galerien, Cafés und Bars ab. Meine anfängliche Angst, mich vor fremden Menschen zu blamieren, zu kotzen, umzufallen oder sonst wie die Kontrolle zu verlieren, wich von Tag zu Tag, wurde leiser. Ich ließ mich von der lebendigen, fließenden und positiven Energie dieser Stadt einfach mitnehmen. Selbst das U-Bahnfahren machte mir nichts aus, weil es kaum einen Ort gab, an dem klarer wurde: Du bist hier nur einer von vielen Freaks! Irgendwann konnte ich mich dort völlig frei bewegen. Das war ein wunderschönes Gefühl.

ES MUSS SICH LOHNEN, DIE ANGST ZU ÜBERWINDEN.

Wie ich das geschafft habe? Ich glaube, meine New-York-Erfahrung ist der Beweis für Folgendes: Es muss sich lohnen, die Angst zu überwinden. Einen Weg zu finden, sie zwar zu hören, sie aber gleichzeitig auch ein bisschen links liegen zu lassen, weil es um einen herum so viel zu entdecken gibt, spannendere Dinge und Menschen. Am Ende hatte ich in New York einfach keine Zeit für meine Angst und auch kein Interesse, mich von ihr abhalten zu lassen, von allem, was ich schon immer erleben wollte.

Ich weiß, dass es ein großes Privileg war, nach dem Studium ein Praktikum in dieser teuren, fancy Stadt zu machen. Zugleich bin ich überzeugt, dass das auch an einem anderen Ort, in einem anderen Kontext und auf der Basis anderer Voraussetzungen grundsätzlich möglich ist. Die Frage ist: Was könnte sich für dich so sehr lohnen, dass du dich von deiner Angst nicht davon abhalten lassen willst?

Ans Eingemachte

Als meine Zeit in New York vorbei war, fühlte ich mich wie ein neuer Mensch. Gestärkt, souverän, ein bisschen so wie die alte Punk-Fuzzi. Ich glaubte, es geschafft zu haben, meine Angst endlich los zu sein. Vorbei, diese Phase, dachte ich. Nichts ahnend, dass es danach so richtig ans Eingemachte ging. Als ich wieder in München war, mich für ein Volontariat beim Bayerischen Rundfunk beworben hatte, (weil ich dann doch nicht länger wie Carrie Bradshaw sein wollte, sondern ernsthaften Journalismus anstrebte) nach zwei bestandenen Runden in die dritte und letzte Runde gekommen war und drei Tage später erfuhr: Sie sind dabei!

Darauf hatte ich hingearbeitet, davon geträumt, wie viele andere, die es nicht geschafft hatten. Ich ge-

2 Therapien

hörte also zu den Auserwählten, und je mehr mir klar wurde, was das konkret bedeutete, umso übler wurde mir. Eineinhalb Jahre zusammen mit elf anderen Volontär:innen. Wie in einer Schulklasse: Zusammen essen, Ausflüge machen, wochenweise in einer Art Schullandheim, Schulblöcke und dazwischen immer wieder in eine neue Redaktion hineinfinden und zeigen, dass man die Beste ist.

Bei dem Gedanken an all das wurde mir derart schlecht, dass ich ab dem Moment keinen Hunger mehr hatte, kaum noch schlafen konnte und mich, je näher der Start rückte, kaum noch darüber freuen konnte, dabei zu sein. »Dem Druck bist du nicht gewachsen!«, flüsterte mir meine Angst ein. Oder: »Denk an die anderen in deiner Gruppe, die dich ständig bewerten werden...!«

Ich versuchte, meine Angst vor anderen zu verstecken, entschied aber insgeheim, einfach nicht dorthin zu gehen, es zu lassen. Allen Ernstes: Ich war entschlossen, meinen seit Jahren gehegten Wunsch nach einer profunden journalistischen Ausbildung sausen zu lassen. Weil meine Angst fand, dass das eine gute Idee sei. (Im Nachhinein frage ich mich oft, ob meine Angst schon damals recht hatte?! Vielleicht wäre es wirklich besser für mich und meine Gesundheit gewesen, dort nicht zu landen?) Wenn mich meine beste Freundin nicht in der Nacht vor dem Start bei sich hätte übernachten lassen, um mich am nächsten Morgen vor der Tür des Funkhauses abzugeben, ich weiß nicht, ob ich mein Volontariat angetreten hätte. Die erste Woche brachte ich auch nur unter Qualen hinter mich. Zittrig, weiche Knie und dauerunterzuckert, weil ich mich nicht traute, etwas zu essen. Ich kam so an meine Grenzen, dass ich wusste: Ich brauche dringend Hilfe, sonst schaffe ich das nicht.

Alle guten Dinge sind drei?

Und so landete ich bei Frau H., meiner dritten Verhaltenstherapeutin, die mir von einer Bekannten empfohlen worden war. Frau H. fand ich cool, witzig und schlau. Ich mochte ihre wachen Augen und wie sie immer aus ihrem Sessel an die Kante nach vorne rutschte, um mir besonders ins Gewissen zu reden. Wir konnten miteinander, und Frau H. war die erste Therapeutin, die mir wirklich half. Wie sie das genau gemacht hat, kann ich gar nicht konkret sagen. Wir arbeiteten an meinem Selbstwert. Denn bis dato war der ziemlich gering – ein perfekter Nährboden für soziale Ängste, die sich ja oft darum drehen, was andere denken, sagen, tun oder nicht tun könnten, wenn man selber aus was für Gründen auch immer aus dem Rahmen fällt.

Begleitet von Frau H. fing ich an zu experimentieren, verschiedene Dinge auszuprobieren. Zum Beispiel in der Kantine mit Kolleg:innen einfach zu sagen, wenn mir nicht gut war. Ich musste ja nicht gleich den Grund dafür mitliefern. Oder: Wenn mir übel war, einfach aufzustehen, raus an die Luft, um zu schauen, was passiert. Um sich dann vielleicht wieder hinein zu trauen – oder auch nicht. Mit Frau H.s Hilfe wurde ich langsam beweglicher und lernte, nicht in ohnmächtiger Starre verharren zu müssen – wie sonst, wenn die Panik über mich kam und ich innerlich und äußerlich zu einer Art schreckhaften Statue mutierte. Außerdem wurde mir bewusst: Die Angst ist zwar hässlich, aber nicht wirklich gefährlich.

> DIE ANGST IST ZWAR HÄSSLICH, ABER NICHT WIRKLICH GEFÄHRLICH.

Es ging in der Therapie natürlich auch um meine Mutter und ich höre Frau H. noch an der Kante des Sessels hin und her rutschend sagen: »Frau Altemeier, Sie sind nicht Ihre Mutter!« Ich war zu dem Zeitpunkt Ende zwanzig, hatte ein Studium abgeschlossen und war gerade dabei, meine journalistische Karriere zu starten – gleichzeitig fühlte ich mich oft wie ein kleines Kind, das Mamas Rat braucht, mit Mama telefonieren muss, zu Mama zum Essen geht. Ein großer Teil in mir wollte nicht erwachsen werden, wollte vor allem keine Verantwortung übernehmen müssen. Ein Punkt, der viel mit meiner Angst zu tun hatte, was ich aber erst sehr viel später in meinem Leben zu verstehen begann.

In der Zeit bei Frau H. tat sich einiges in meinem Leben: Ich konnte mein Volontariat beim Bayerischen Rundfunk durchziehen – irgendwann sogar mit Freude. Ich distanzierte mich von zu Hause Und: Ich lernte bei der Arbeit einen Mann kennen, der für die nächsten acht Jahre mein erster fester Freund wurde. Das hätte ich mir zu Beginn meiner Therapie nicht zu erträumen gewagt. Ebenso wenig wie es jemals im Rahmen meiner Vorstellung lag, München zu verlassen und meinem Job einfach so den Rücken zu kehren. Doch genau das tat ich – zusammen mit meinem

Freund. Ohne den Segen meiner Mutter, die fand, dass ich mir damit meine Karriere kaputt machte.

Neuland

Wir gingen nach Basel in die Schweiz, wo mein Freund mit fast dreißig Jahren an der Musikhochschule ein Audiodesignstudium anfing, während ich zunächst als Redakteurin bei einer Designzeitschrift arbeitete. Wir hatten eine nette Wohnung, eine Katze und irgendwann auch einige Freund:innen. Ich verdiente zum ersten Mal in meinem Leben gut, fuhr nach Mailand und Köln zu den Möbelmessen und vernetzte mich in der Designwelt. Doch als dem Verlag die Insolvenz drohte, die Stimmung dort immer mehr kippte und ich kündigte, wurden die Wolken etwas grauer. Auf einmal war ich arbeitslos in einem Nicht-EU-Land. Eine arbeitslose Deutsche in der Schweiz. Nicht gerade das, wovon ich immer geträumt hatte.

Ich bewarb mich auf viele Stellen – hatte aber nie das Glück, genommen zu werden. Ich jobbte als freie Mitarbeiterin für das Schweizer Radio und war an einem kreativen Design-Förderprojekt beteiligt, was sehr viel Spaß und Ehre, aber kein Geld einbrachte. Nach fast eineinhalb Jahren des Tingelns und zunehmender existenzieller Sorgen – mein Freund studierte nach wie vor – wurden meine Angstzustände wieder häufiger. Wie so oft, versuchte ich, sie zu ignorieren. So kam es, dass mich eines Tages, als ich mit dem Fahrrad unterwegs zum Einkaufen war, nach langer Zeit mal wieder eine ziemlich heftige Panikattacke überkam. Ich musste vom Fahrrad absteigen, weil mir schwindelig war, übel und ich genau wie damals auf der Autobahn fand, dass ich es nicht zu meinem Ziel – einem Einkaufszentrum – schaffen würde. Also drehte ich um und fuhr zurück nach Basel. Im Kopf folgender Gedanke in Dauerschleife: »Scheiße, jetzt geht das wieder los!«

Was viel schlimmer war: Es hörte auch nicht mehr auf. Auch dann nicht, als ich beschlossen hatte, wieder nach München zurückzugehen. Erst mal ohne meinen Freund, der nach einem halben Jahr nachkommen wollte. Ich fand eine tolle Wohnung für uns, einen 50-Prozent-Job bei einem coolen Galeristen und ich hatte meine alten Freund:innen wieder um mich herum! Eigentlich alles gut – doch meine Angst, genauer meine *Agoraphobie* (Glossar) weitete sich aus und steuerte auf einen Höhepunkt zu: Ich konnte kaum noch einkaufen gehen – aus Angst, in einer Schlange anstehen zu müssen und wieder eine Panikattacke zu bekommen, wie ich es in letzter Zeit öfters erlebt hatte. Autofahren ging nur dann, wenn die Möglichkeit eines Staus ausgeschlossen werden konnte – also so gut wie nie. Denn genau diese Situation, im Stau mit der Panik auf dem Ring gefangen zu sein, auch das war damals keine Seltenheit.

Irgendwann machte mir alles Angst, was sich außerhalb meiner Wohnung abspielte oder besser gesagt: hätte abspielen können. Denn krankhafte Angst wird ja vor allem von der Vorstellung gespeist, was sein könnte. Mein Bewegungsradius wurde immer kleiner und mein

Alltag immer stressiger, weil sämtliche Unternehmungen so viel Energie verbrauchten. Als ich ein Interview mit einer Designerin in einem Café führte und mir währenddessen unsagbar übel wurde, ich irgendwann nicht mehr zuhören konnte, meine Gedanken nur noch um meine Angst und Was-passiert-wenn kreisten, brach ich das Gespräch unter einem fadenscheinigen Vorwand ab. Jetzt reichte es mir. Ich konnte nicht mehr so weiterleben, wollte die Angst nur noch loswerden. Wie auch immer. Sie zu hinterfragen, warum sie ausgerechnet jetzt wieder auftauchte, oder in Kontakt mit ihr zu gehen, dafür hatte ich zu diesem Zeitpunkt schon längst keine Kraft mehr.

> ICH KONNTE NICHT MEHR SO WEITERLEBEN, WOLLTE DIE ANGST NUR NOCH LOSWERDEN.

Hilfe: Tabletten

Zu Hause setzte ich mich an meinen Computer und recherchierte »Angst«, »Panik«, »Hilfe« und stieß dabei auf die Angstambulanz des Max Planck Instituts für Psychiatrie in München. Dort bekam ich relativ schnell einen Termin und zum ersten Mal auch Tabletten. »Sie haben schon so viele Therapien gemacht, was Sie jetzt brauchen, ist mal ein Medikament!«, sagte die Psychiaterin, die mir sympathisch war und einen kompetenten Eindruck auf mich machte. Tabletten wollte ich zwar nie nehmen. Jetzt war mir alles egal. Ich wollte nur, dass es mir wieder besser geht. Und ein bisschen besser ging es schon, als sie mir zum ersten Mal bescheinigte, dass ich es seit meiner Jugend mit einer Angststörung zu tun habe. Das hatte davor noch nie jemand so klar festgestellt.

Ich bekam ein SSRI – ein Medikament aus der Gruppe der *Serotonin-Wiederaufnahmehemmer* (Glossar) – und es wirkte sehr schnell sehr gut, ohne große Nebenwirkungen. Was für ein Glück, denn was ich so in meinem Umfeld mitbekam, lief es nicht bei allen so reibungslos. Die Tatsache, dass es mir sofort ab der ersten Minidosis besser ging, spricht aus meiner heutigen Sicht eher für einen Placeboeffekt. Denn an sich sind selektive Serotonin-Wiederaufnahmehemmer dafür bekannt, eben nicht sofort zu wirken, weswegen sie wiederum auch nicht süchtig machen. Aber Placebo hin oder her: Mir ging es sehr viel besser.

Ich war so selbstbestimmt und glücklich darüber, dass ich mich nicht erinnern konnte, ob ich mich überhaupt schon mal so gut gefühlt hatte. »So ist das also, wenn man lebt!«, dachte ich, ging wieder einkaufen und allein auf Reisen, fuhr durch die Gegend, traute mich raus und bewarb mich auch wieder für journalistische Jobs. In der Zwischenzeit war auch mein Freund in München, wir wohnten zusammen und alles schien gut zu sein.

> »SO IST DAS ALSO, WENN MAN LEBT!«

Psychoanalyse

Jetzt traute ich mich endlich an die Therapieform heran, die mich schon lange am meisten interessierte: die Psychoanalyse. In der Angstambulanz riet man mir neben der Medikation zu einer weiteren Therapie, sobald ich mich stark genug fühlte.

Da ich von meinen ersten beiden Verhaltenstherapien nicht überzeugt war, meine dritte zwar geholfen hatte, aber nicht langfristig wirkte, wollte ich jetzt mehr in die Tiefe gehen und fokussiert in meine Kindheit eintauchen. So landete ich bei Herrn P. Ein Analytiker auf Abwegen. Zum Glück. Denn die klassische Psychoanalyse nach Freud schien mir überholt zu sein. Herr P. erweiterte seine psychoanalytische Haltung um Kenntnisse und Verfahren des Schamanismus. Eine spannende Mischung.

Wie man sich das vorstellen kann? Herr P. trug keinen verzottelten Rauschebart, kam keineswegs im Walle-Look daher – nicht mal in Batikhemden – und wollte mich auch nicht davon überzeugen, anstatt meiner Psychopharmaka doch lieber irgendwelche Kräuter zu nehmen, im Gegenteil. Von dem typisch deutschen Bild eines esoterisch verzopften Hippietums grenzte er sich bewusst ab. Wenn jemand regelmäßig kiffte, lehnte er die Behandlung ab, weil das seiner Meinung nach Veränderung so gut wie unmöglich machte. Was den Schamanismus betraf, so orientierte er sich eher an Figuren wie Michael Harner, US-Anthropologe und Dozent in Yale und Berkeley, oder an Alberto Villoldo, medizinischer Anthropologe aus Kalifornien und so was wie ein Star in der Szene; Vertreter eines *Neo-Schamanismus* (Glossar), der die alten Weisheiten der Schamanen mit neuesten Kenntnissen der Neurowissenschaft vereint. Ich ließ mich auf diese spirituelle Variante der Analyse ein, weil ich meine Themen aus einer neuen Perspektive betrachten wollte.

Getrennte Wege

Das Timing hätte nicht besser sein können. Denn nach nur zwei Sitzungen bei Herrn P. fiel meine Welt kurz in sich zusammen. Mein Freund, mit dem ich acht Jahre zusammen war, verließ mich innerhalb von wenigen Tagen. Er verknallte sich in eine Frau, die er im Arbeitskontext kennengelernt hatte. Er zog aus, nachdem ich einen seiner Vorschläge zu unserer Trennung dankend abgelehnt hatte. Demnach wäre er gerne mit seiner Neuen in unsere große Wohnung gezogen, weil ich sie ja allein nicht mehr brauchte. Pfiffige Logik. Alles ging so schnell über die Bühne und war teilweise so absurd, dass es mir zunächst irreal vorkam.

Heute bin ich mir sicher, dass sich mein Ex-Freund den Zeitpunkt für die Trennung nicht ohne Grund ausgesucht hatte. Mir ging es so gut wie nie, ich hatte einen Therapeuten an meiner Seite, einen Job in Aussicht, und wenn er mich verließ, würde mich das nicht in einen Strudel aus Angst, Depression und Panik hineinziehen. Und so war es dann auch: Nach ein paar Wochen des Trauerns rappelte ich mich schnell wieder auf. Auch dank der Therapie bei Herrn P.

Als ich ihm erzählte, was geschehen war, nahm er seine kleine Knochenflöte zur Hand, die aus irgendeinem Tierknochen bestand, vermutlich aus Peru, spielte ein paar Töne, schloss danach wie so oft seine Augen, atmete tief durch, blickte mich an und hatte eine Idee. »Wissen Sie was? Ich finde, Sie könnten eine Wanderung machen«, sagte er. »Wie meinen Sie das?«, fragte ich. »Sie nehmen ihren Rucksack, packen einfach ein paar Sachen, Wanderschuhe, fahren übers Wochenende raus aus der Stadt aufs Land, am besten irgendwohin im S-Bahn-Bereich und dann laufen Sie einfach in der Natur herum.« »Und was soll das bringen?«, wollte ich wissen. »Das werden Sie dann schon sehen, glauben Sie mir, Frau Altemeier. Trauen Sie sich?«, fragte er.

Back to the nature

Ich traute mich. Seltsamerweise. Was vermutlich daran lag, dass ich mich sowieso schon in einem derartigen Ausnahmezustand befand, dass ich kein Problem damit hatte, noch etwas Ungewöhnliches zu erleben und der Idee meines Therapeuten einfach mal zu folgen. Es war großartig. Eine der besten Erfahrungen. Ich packte meinen Rucksack, fuhr mit der S-Bahn in einen Ort in der Nähe des Starnberger Sees, wo ich in einem kleinen Hotel unterkam und tagsüber unentwegt spazieren ging. Am See, in nahe gelegenen Wäldern, querfeldein auf Wiesen etc. Anfangs spürte ich noch einen kleinen Widerstand, dann machte es mich glücklich und mir wurde klar: Alles ist in Ordnung. Die

Natur ist da, ich bin da und so wie es ist, ist es gut. In der Natur kann ich so sein, wie ich bin. Von ihr werde ich nicht bewertet.

So banal diese Erkenntnis klingt, für mich war sie damals vollkommen neu. Die Natur half mir nicht nur in der extremen Situation des Trennungsschmerzes, sondern in vielen anderen Momenten – bis heute. Am Starnberger See befindet sich auch meine Bank. Eine Bank, auf der ich an besagtem Wochenende oft saß, zum ersten Mal spontan meditierte und danach so zufrieden war, dass ich sie seither in Abständen immer wieder besuche. Mein Kraft-Ort.

»Sie hatten recht!«, sagte ich zu Herrn P. in unserer nächsten Sitzung. »Ich weiß jetzt, was Sie meinen.« Dank Herrn P. lernte ich, was es heißt, sich mit dem Universum verbunden zu fühlen. Wir sprachen viel über *transgenerationale Traumata* (Glossar), über die Inhalte meiner Träume, es ging darum, Energien von einem selbst und von anderen spüren zu lernen, wir stellten fest, dass meine Beziehung schon lange vor ihrem Ende zu Ende war und auch Herr P. machte mich des Öfteren darauf aufmerksam, dass ich nicht meine Mutter sei, sondern eine eigene Identität besäße.

Es gab Sitzungen, die mich komplett durchrüttelten. Anstrengend, zwei Mal pro Woche vor der Arbeit um 8 Uhr. Fast vier Jahre. Vier Jahre, in denen ich sehr viel Neues an mir und meinem Umfeld entdecken durfte.

Ein Ende?

Doch ein Thema hatte Herr P. anscheinend mit mir gemein: Es muss ihm so schwer wie mir gefallen sein, ein Ende zu finden, sich zu verabschieden. Er fand immer, ich sei noch nicht ganz so weit, was immer das bedeuten sollte. Er wolle mich noch nicht entlassen. (Das fragwürdige Ziel der klassischen Psychoanalyse ist ja tatsächlich eine Veränderung der Persönlichkeit!) Bis ich nach einer Pause – der Geburt meines Sohnes – einfach nicht wiederkam. Mich nicht mehr meldete. Das war meine Art, mich aus dieser Situation zu verabschieden. Herr P. meldete sich auch nie wieder bei mir.

Diese sehr spezielle Therapie war für mich im Vergleich am wertvollsten. Weil sie mir eine neue Art des Spürens vermittelt hat. Ein In-sich-hinein-Spüren – anstelle von einem Machen, anstelle von einem Wollen, anstelle von Üben, anstelle von richtig Atmen, anstelle von Muskeln An- und Entspannen. Seit dieser Therapie habe ich ein anderes Gespür für mich und meine Mitmenschen. Man könnte sagen, ich bin achtsamer – ohne mich anzustrengen, achtsam sein zu wollen. Was interessant und fragwürdig an dieser Therapie war: Mit meiner Angst haben wir nur sehr selten gearbeitet, weil sie durch die Tabletten so gut wie nicht anwesend war. Vielleicht war das ein Fehler? Gleichzeitig bin ich mir sicher: Wenn ich damals keine Tabletten genommen hätte und mich aus dem akuten Kreislauf der Angst befreit hätte – sei es nun Placebo oder nicht –, wäre es sehr viel schwerer für mich gewesen, meine Themen zwei Mal die Woche anzuschauen und zu bearbeiten.

2.2 Facts – Welche Therapie passt zu mir?

Ein altes Sofa mit schweren Samtkissen und einem sperrigen Orientteppich als Überwurf. Patient:innen, die darauf auf dem Rücken liegen, die Decke anstarren und von ihrer Kindheit erzählen, während ein weißhaariger, älterer Mann mit Brille hinter ihnen sitzt und schweigend seine Notizen macht. Viele haben immer noch die Freud'sche Couch im Kopf, wenn sie sich Psychotherapie vorstellen.

Freud oder wer?

Ein nostalgisches Bild, das von Sigmund Freuds um 1890 erfundener Psychoanalyse geprägt ist und heute nur noch selten Realität in Therapiepraxen sein dürfte. Seine berühmte Couch mit Teppich steht heute im Sigmund Freud Museum in London – als Symbol für eine Therapieform, die ihre Blütezeit längst hinter sich hat. In der Zwischenzeit hat sich die Psychoanalyse weiterentwickelt und es haben sich andere Therapieansätze etabliert.

> **WIE ABER FINDE ICH DIE THERAPIE, DIE AM BESTEN ZU MIR UND MEINEM ANLIEGEN PASST?**

Wie aber finde ich die Therapie, die am besten zu mir und meinem Anliegen passt? Und wie die:den Therapeut:in?

Keine einheitlich zu beantwortenden Fragen, denn hier spielen viele unterschiedliche Faktoren eine Rolle, die jede:r individuell bewertet. Es gibt kein Richtig und kein Falsch, das schon einmal vorweg. Was die Wahl der:des Therapeut:in angeht, ist die Chemie entscheidend. Fühle ich mich von ihr:ihm verstanden? Geht er:sie auf mich ein und hat Interesse an meinem Thema? Ist er:sie auf mein Thema spezialisiert? Was sagt mein Bauchgefühl? Kann ich ihr:ihm Dinge anvertrauen, die ich so schnell niemand anderem erzählen würde? Um all das herauszufinden, zahlen die Krankenkassen in der Regel zwischen 2 bis 4 Probestunden. Wenn das Bauchgefühl dann »Nein« sagt, sollte man so frei sein und sich eine andere Person anschauen. Eine:n Psychotherapeut:in zu finden, ist nicht mit der Suche eines Arztes bzw. einer Ärztin zu vergleichen. Schließlich verbringt man mehr Zeit mit ihr:ihm; und die Themen, um die es geht, sind noch intimer. Sicher ist es hilfreicher, auf Empfehlungen aus dem Freundeskreis zu setzen als auf Bewertungen aus dem Netz.

Therapieformen

Bei der Suche nach einem:r Therapeut:in kommt es allerdings nicht nur auf die Chemie an, sondern auch darauf, welches Verfahren er:sie anbietet und ob es zu mir passt. Hat er:sie eine Kassenzulassung oder nicht? In Deutschland sind derzeit vier Verfahren als »wissenschaftlich begründete« Psychotherapie anerkannt (Richtlinientherapien) und werden daher von den Krankenkassen übernommen:

2 Therapien

- Die Verhaltenstherapie,
- die tiefenpsychologisch fundierte Psychotherapie,
- die Psychoanalyse,
- und die Systemische Therapie.

Die Verhaltenstherapie geht davon aus, dass problematische, krankmachende Verhaltens- und Denkweisen erlernt wurden und deswegen auch wieder verlernt bzw. abtrainiert werden können. Eine häufig bei Phobien, Angst- und Panikstörungen angewandte Methode ist die Konfrontation, die auf dem Modell der klassischen Konditionierung basiert. Diese zielt darauf ab, das antrainierte Verhalten komplett abzutrainieren, also zu löschen oder es gegen ein alternatives Verhalten auszutauschen oder eine Gewöhnung des:der Patient:in an den angstauslösenden Reiz zu erreichen, sodass dieser irgendwann keine Angst mehr verursacht. Neben dieser bekanntesten Methode gibt es heute viele weitere Instrumente innerhalb der Verhaltenstherapie – unter anderem Achtsamkeitstrainings und Stressreduktionsmethoden –, die dafür sorgen sollen, dass sich neue Nervenzellenverbindungen im Gehirn bilden. Grundsätzlich arbeiten Patient:in und Therapeut:in konkret an neuen Verhaltensweisen und Gedanken, in der Regel einmal pro Woche über einen Zeitraum von rund 80 Sitzungen.

Die Psychoanalyse als auch die tiefenpsychologisch fundierte Psychotherapie gehören zu den sogenannten psychodynamischen Verfahren. Das heißt, sie messen unbewussten seelischen Vorgängen bei der Erklärung menschlichen Verhaltens und Erlebens und somit auch bei der Entstehung psychischer Störungen eine große Bedeutung bei.

2.2 Facts – Welche Therapie passt zu mir?

Hier stehen Themen und Konflikte der Biografie – meist aus der Kindheit – im Vordergrund. Es geht darum, sich selbst besser zu verstehen, die eigene Landkarte lesen zu können, um so die Hintergründe und Zusammenhänge von aktuellen und immer wiederkehrenden Konflikten nachvollziehen und künftig abmildern oder verhindern zu können. Grundsätzlich hilft die Therapeut:in den Patient:innen im Gespräch dabei, die unbewussten Themen und Konflikte aus der Vergangenheit ans Tageslicht zu bringen. Die tiefenpsychologisch fundierte Psychotherapie ist die Weiterentwicklung der von Sigmund Freud ins Leben gerufenen klassischen Psychoanalyse. Unterschied: Der Fokus liegt auf einem aktuellen Konflikt, allerdings mit Bezug zu verdrängten, unbewussten Zusammenhängen aus der Vergangenheit. Während sich die Psychoanalyse meist über mehrere Jahre (bis zu 300 Sitzungen) erstreckt, ist die tiefenpsychologisch fundierte Psychotherapie zeitlich begrenzt – 60 bis 100 Stunden –, sodass die Therapeut:in sich auf die wesentlichen Konflikte fokussiert und auch mehr als in der Psychoanalyse den Bogen zum Hier und Jetzt spannt.

Die Systemische Therapie ist aus der Familientherapie hervorgegangen. Sie begreift den Menschen als Teil eines Systems. Das kann eine Familie, ein Team, die Schule oder eine Beziehung sein. Jedes Mitglied des Systems trägt zur Entstehung, Aufrechterhaltung und auch zur Lösung des Problems bei. Jedes Verhalten hat eine Funktion, die zunächst mal ihre Berechtigung hat. In diesem Sinne tritt kein Problem isoliert auf und es gibt nicht *eine:n* Problemträger:in. Stattdessen gehen Systemische Therapeuten von einem System an Wechselwirkungen aus, das manchmal eben auch gestört sein kann. Ziel der Therapie ist es, die Möglichkeiten der Patient:innen zu erweitern, um das System so positiv zu beeinflussen. Eine Systemische Therapie kann zwischen circa 12 bis 48 Sitzungen dauern.

Konkrete Anleitung

Für welche Therapie man sich auch immer interessiert: Bevor ein Antrag bei der Krankenkasse gestellt werden kann, ist ein Besuch beim Hausarzt bzw. bei der Hausärztin Pflicht. Der macht auch Sinn, weil vor Beginn einer Therapie körperliche Ursachen für psychische Beschwerden (z. B. Schilddrüsenfehlfunktion, Blutarmut/Eisenmangel, Herzkrankheit etc.) ausgeschlossen werden sollten.

Neben den erwähnten Verfahren gibt es noch viele weitere, die nicht anerkannt und nicht von der gesetzlichen Krankenkasse gezahlt werden, aber genauso hilfreich für Patient:innen sein können wie Gestalttherapie, Musik- oder Kunsttherapie.

Bei der Wahl eines Therapieverfahrens kann man sich übrigens auch von unabhängiger Stelle beraten lassen. Als Erstes sei hier der Psychotherapie Informationsdienst erwähnt. Der Psychotherapie-Informationsdienst (PID) ist ein Dienstleistungsangebot der Deutschen Psychologen Akademie des Berufsverbandes Deutscher Psychologinnen und Psychologen e. V. (BDP), im Internet unter folgender Adresse zu finden: www.psychotherapiesuche.de

Ein weiterer Tipp für Informationen rund um Therapie: www.therapie.de, eine Webseite, die vom Verein Pro Psychotherapie unterhalten wird, mit dem Ziel, Menschen auf »dem langen Weg zur Psychotherapie zu unterstützen«.

Dem Verein zufolge benötigen Betroffene psychischer Erkrankungen in Deutschland im Schnitt sechs bis acht Jahre, bis sie qualifizierte psychologische Behandlung erhalten. Eine lange Zeit, in der sich psychische Störungen verfestigen können.

Psychiater, Psychologin, Psychotherapeut?

Angenommen, jemand hat sich für eine Therapie entschieden und auch für eines der Verfahren, dann muss er:sie noch den verwirrenden Dschungel an Berufsbezeichnungen durchblicken. Wende ich mich an einen Psychiater, eine Psychologin oder an eine ärztliche Psychotherapeutin? Alle behandeln psychische Probleme – worin bestehen aber die Unterschiede?

Wer in Deutschland Psychotherapie anbieten darf, ist rechtlich geregelt: Ärzte und Ärztinnen mit entsprechender Zusatzqualifikation, psychologische Psychotherapeut:in und Heilpraktiker:innen mit psychotherapeutischer Ausbildung.[4]

Psychiater:innen sind Ärzt:innen mit einer fünfjährigen Facharztausbildung im Bereich psychischer Erkrankungen, die es ihnen ermöglicht, Psychotherapie anzubieten, in deren Zentrum aber vor allem Medikamente (Psychopharmaka) stehen. Zu den »ärztlichen Psychotherapeut:innen« gehören auch Fachärzte und Fachärztinnen für psychoso-

---

4 Ausnahme: Bei Kindern und jugendlichen Patient:innen können auch Pädagog:innen und Sozialpädagog:innen nach Zusatzausbildung und Approbation Psychotherapie anbieten.

matische Medizin und Psychotherapie, die anders als Psychologische Psychotherapeut:innen auch Medikamente verschreiben dürfen.

Ein:e Psychologische:r Psychotherapeut:in hat Psychologie studiert und hier ein Diplom oder einen Master, eine therapeutische Ausbildung absolviert plus eine Approbation. Wer studierte:r Psycholog:in ist, ist also nicht gleichzeitig Therapeut.

Heilpraktiker:innen können nach bestandener Prüfung beim Gesundheitsamt als »Heilpraktiker:in für Psychotherapie« in eigener Praxis psychotherapeutisch tätig werden. Sie dürfen sich allerdings nicht als Psychotherapeut:in bezeichnen. Die Kosten werden in der Regel nicht von den gesetzlichen Krankenkassen übernommen.

Gut Ding will Weile haben

Von den verschiedenen Hintergründen der Psychotherapeut:innen aber mal abgesehen: Heute kann man froh sein, wenn man überhaupt jemanden nach seinen Vorstellungen findet, der Zeit für einen hat. Denn laut einer aktuellen Umfrage des Verbands für Psychologische Psychotherapeuten (VPP) liegt die durchschnittliche Wartezeit für eine ambulante Psychotherapie in Deutschland derzeit bei zweiundzwanzig Wochen, Tendenz steigend.

Akut!

Wer sich in einer akuten Krise befindet, suizidgefährdet ist oder wegen seiner psychischen Situation Gefahr läuft, seinen Job nicht mehr ausführen zu können, kann sich – sofern er:sie keine Therapeut:in findet – für eine Akutbehandlung auch an die Terminservicestellen (TSS) der Kassenärztlichen Vereinigungen wenden. Diese sind gesetzlich dazu verpflichtet, in akuten Fällen innerhalb von zwei Wochen einen ambulanten Therapieplatz oder direkt einen stationären Klinikplatz zu vermitteln. Auch sonst sind sie verpflichtet, einen Behandlungstermin für Betroffene innerhalb der nächsten 4–5 Wochen zu organisieren. Voraussetzung für beide Varianten (Akutbehandlung + probatorische Sitzungen) ist allerdings die vorherige Teilnahme an einer ebenfalls von der TSS angebotenen psychotherapeutischen Sprechstunde, in der eine erste orientierende Diagnose konkretisiert werden kann.

2.3 Warten auf den Therapiebeginn – Wie du die Zeit bis dahin sinnvoll gestalten kannst oder »Alternativen zur Therapie«

Du hast lange mit dir gerungen: Soll ich wirklich eine Psychotherapie machen oder lieber nicht? Du hast dich dafür entschieden, auch für eine passende Therapieform, und jetzt sollst du fast ein halbes Jahr warten, bis es losgeht? Klingt absurd – entspricht aber der deutschen Realität. Denn zwischen 22 und 24 Wochen muss man als Betroffene:r heute auf eine ambulante Therapie (eines der in 2.2 beschriebenen Richtlinienverfahren, das von der Krankenkasse gezahlt wird) warten.

Auf der Wartebank

Warten ist ausgerechnet dann am schwersten, wenn man endlich loslegen und etwas anders machen will als bisher. Die gute Nachricht: Du hast schon losgelegt, denn du hast den ersten Schritt gemacht, und der ist bekanntlich am mühsamsten. Indem du beschlossen hast, dir professionelle Hilfe zu holen und deine Ängste mit jemandem zu teilen, hast du immerhin schon eine Stufe auf der Leiter in Richtung Neuland erklommen. Und: Eine Stufe verändert bereits die Perspektive, die Aussicht, den Blick auf dich und dein Anliegen. Du bist jetzt nicht mehr nur die, die Panik hat, darunter leidet und sich versteckt, sondern ab jetzt bist du auch die, die sich damit auseinandersetzen wird, die angemeldet ist, die einen Starttermin für die Therapie hat. Wenn die Therapie auch erst in ein paar Monaten beginnt, so kannst du die Zeit bis dahin mit dieser Haltung schon sinnvoll gestalten. Wichtig: Das alles gilt nur, wenn du dich nicht in einer akuten Krise befindest oder suizidgefährdet bist.

Wenn du die letzten Jahre mit deiner Angst mehr oder weniger gut ohne Therapie gelebt hast, wirst du das auch in den nächsten Wochen schaffen. Du könntest aber zum Beispiel ein kleines »Warte-Journal« anlegen, in dem du jeden Tag einen Satz, einen Gedanken oder eine Idee bezüglich deiner aktuellen Angst-Situation festhältst. So bist du immer in Kontakt mit deiner Angst und könntest deine:n Therapeut:in zu Beginn der Therapie an ein paar Ausschnitten teilhaben lassen – wenn du möchtest. Ansonsten ist es einfach ein Ritual, das dir das Warten erleichtern kann.

Schnelle Hilfe

Sollte sich an deiner Angst-Situation aber in letzter Zeit etwas Gravierendes verändert oder verschlechtert haben, so, dass du das Gefühl hast, aktiv werden zu wollen, seien dir wahlweise folgende Schritte ans Herz gelegt:

2 Therapien

Such dir eine:n Coach:in oder eine:n Heilpraktiker:in für Psychotherapie, der:die auf das Thema Angst spezialisiert ist. So kannst du das Thema schon mal bearbeiten, ohne dabei auf die Krankenkasse bzw. unser Gesundheitssystem angewiesen zu sein. Tipp: Überlege dir vorher gut, wie offen du mit deinem Anliegen, so »nur« deine Wartezeit bis zum Beginn der Therapie zu überbrücken, umgehen möchtest. Es gibt Coaches/ Heilpraktiker:innen, die unter so einer Bedingung nicht gerne mit dir arbeiten möchten. Schließlich ist die Überzeugung der Patient:innen, dieses Verfahren bei diesem Menschen gewählt zu haben, immer auch Voraussetzung für den Erfolg einer Behandlung. Insofern ist es vielleicht ratsam, wenn du dich für ein Coaching oder eine Therapie bei einer:m Heilpraktiker:in entscheidest, einfach mal davon auszugehen, dass die Arbeit so erfolgreich sein wird, dass du danach vielleicht gar keine Therapie mehr brauchst.

Alternativ kannst du übrigens auch nach Psychotherapeut:innen suchen, die keine Kassenzulassung haben: Weil sie zum Beispiel ein Verfahren anbieten, das nicht von den gesetzlichen Krankenkassen getragen wird (Gestalttherapie, Musiktherapie, Kunsttherapie ...) oder weil sie – wie übrigens viele Systemische Therapeut:innen – gar keine Krankenkassenzulassung anstreben. Der Nachteil besteht hier darin, dass du die Therapie selbst zahlen musst, was sich allerdings auch positiv auf die Effektivität des therapeutischen Prozesses auswirken kann.

Ein noch größerer Vorteil besteht jedoch darin, dass deine Daten als Selbstzahler:in an keine öffentlichen

2.3 Warten auf den Therapiebeginn

Stellen oder Krankenkassen weitergeleitet werden und du so vollkommen diskret psychologische Hilfe in Anspruch nehmen kannst. Warum das ein Vorteil ist? Leider ist es so, dass Menschen mit Therapieerfahrungen – und zwar mit offiziellen, von der Krankenkasse übernommenen Therapien – Lebensversicherungen und/oder Berufsunfähigkeitsversicherungen erschwert oder gar verwehrt werden. (Ist mir selbst passiert!) Als Selbstzahler:in kannst du außerdem sicher sein, dass du keine Probleme bei einer Verbeamtung oder bei einem Wechsel in die private Krankenversicherung oder auch nur bei einem Abschluss einer Zusatzversicherung bekommst. Eine unerfreuliche Situation, die zeigt, wie unser gesellschaftliches System mentale Krankheiten immer noch stigmatisiert.

Auch diskret, aber kostenfrei: Versuch es doch mal bei einer Selbsthilfegruppe! Ich habe selber nie eine Selbsthilfegruppe besucht, würde es aber – sobald es mir jetzt wieder schlechter ginge – unbedingt in Betracht ziehen. Wieso? Weil ich für meinen Podcast »Hallo Angst« ein Gespräch mit Kerstin Schäffer, Leiter:in der Münchner Angstselbsthilfe (M.A.S.H.) geführt habe und sie mich sehr von dem Konzept Selbsthilfe überzeugt hat. Ich hatte bis dato Vorurteile oder besser gesagt Bilder im Kopf, wie es in so einer Gruppe zugeht, die mit der Wirklichkeit nur wenig zu tun haben. Zum Beispiel, dass alle immer nur jammern, erzählen, wie schlecht es ihnen geht und sich so mit negativen Gedanken anstecken. Ich hatte Angst, dass sich, wenn ich andere Betroffene kennenlerne, denen es noch schlechter geht als mir, das negativ auf mich auswirken könnte. Ein Gedanke, der etwas Wesentliches außer Acht lässt: Ich könnte in einer Selbsthilfegruppe auch Menschen treffen, denen es mit ihrer Angststörung besser geht als mir, die mehr Erfahrung haben als ich – und dieser positive Effekt hätte sich genauso auf mich übertragen können. In einer Selbsthilfegruppe geht es eben um sämtliche Seiten einer psychischen Erkrankung und wie Kerstin Schäffer mir versicherte: »Es wird auch gelacht!«

Sprechen

Der entscheidende Punkt: Darüber sprechen hilft – mit Menschen, die wissen, wovon man spricht, noch mehr. Und nicht nur sprechen hilft, auch zuhören. Erfahren, wie andere mit ihrer Angst umgehen und was für Lösungsansätze sie haben. Was daran hilfreich ist? Die Angstgeschichten der anderen haben immer Aspekte, die auch auf dich zutreffen, mit denen du dich also identifizieren kannst. Genauso haben sie Anteile, die weit von dir entfernt sind, von denen du dich also distanzieren kannst. Der Austausch mit anderen Angsthäsinnen und Angsthasen trägt dazu bei, dass du sowohl beim Zuhören als auch beim Erzählen etwas lernst über dich und deine Angst. Und natürlich weißt du so auch, dass du nicht allein bist.

UND NATÜRLICH WEISST DU SO AUCH, DASS DU NICHT ALLEIN BIST.

Im Gegensatz zu einer Therapie, gibt es in einer

2.3 Warten auf den Therapiebeginn

Selbsthilfegruppe weder einen festen Fahrplan noch Stundenlimits, keinen Papierkram und auch keine Übungen, die es zu bestehen gilt. Nicht einmal ein Ziel – außer, dass du verbindlich teilnimmst, solange du willst. Der Druck, unter dem eine Psychotherapie stehen kann, ist hier gar nicht nötig. Denn die Gruppe gestaltet sich selbst. Aus all diesen Gründen halte ich die Selbsthilfegruppe für die mit Abstand alltagstauglichste Variante der Hilfe – auch als Ergänzung zu oder nach Beendigung einer Therapie. Denn alles, was du in einer Therapie theoretisch lernst, funktioniert nur, wenn du es auch praktisch im Alltag umsetzen kannst. Das fällt durch den regelmäßigen Austausch, den Abgleich und vielleicht auch durch die Kritik anderer Betroffener wesentlich leichter. Wenn du nach einer Therapie plötzlich alleine unterwegs bist – ohne deine Therapeut:in als Korrektiv –, ist das Hineintapsen in alte Muster wahrscheinlicher als mit einer Gruppe. Sie stärkt dir den Rücken und unterstützt dich dabei, neue Strategien im Umgang mit deiner Angst im Alltag zu entwickeln und anzuwenden.

»Ich habe jahrelang versucht, mein Leben zu ändern, damit es mir besser geht«, sagt Kerstin Schäffer, Leiterin der Münchner Angstselbsthilfe und selber auch Betroffene im »Hallo Angst«-Podcast, »bis ich durch die Selbsthilfe verstand, dass ich mein Ändern leben muss.« Statt den Job zu wechseln, umzuziehen oder sich die eine Atemtechnik anzueignen, verstand Kerstin Schäffer, dass die Veränderung nicht im Außen, sondern in ihr selbst lag. Dass es nicht um die eine große Veränderung geht, sondern um viele kleine Schritte im Alltag. Eine wichtige Einsicht, die sie laut eigener Aussage ohne die Selbsthilfe nicht gewonnen hätte.

Die Zukunft ist da: Hilfe durch Technik

Eine ganz andere Form der Hilfe bieten heute natürlich auch digitale Gesundheitsanwendungen: Auf Künstlicher Intelligenz basierende Chatbots, Online-Therapie und etliche Mental-Health-Apps. Vor allem Apps mögen für viele Angstbetroffene reizvoll sein, da hier das Scham-Thema wegfällt. Einfach runterladen und los geht's. Doch so einfach ist es nicht, denn bevor du dir irgendeine der etlichen Psycho-Apps besorgst, solltest du genau hinschauen.

Viele versprechen etwas, das sie nicht halten. Zum Beispiel, dass du von Psycholog:innen beraten wirst, was dann aber nicht der Fall ist. Andere bieten unseriöse Tests an, die dir am Ende bescheinigen, dass du unbedingt Hilfe und ein Abonnement benötigst. Das Gemeine an diesen frei zugänglichen Apps: Sie sprechen genau den Aktionismus-Reflex von Menschen an, die sich gerne schnell mit ihrem psychischen Thema auseinandersetzen möchten, sich aber noch nicht trauen, eine:n Therapeut:in aufzusuchen, oder auf den Beginn der Therapie warten müssen. Doch diese Art der Apps können mehr Schaden anrichten, als dass sie dich wirklich kompetent unterstützen. Vom Umgang mit Datenschutz ganz zu schweigen. Deswegen: Vorsicht!

Es gibt aber auch die andere Seite der Medaille: Psycho-Apps und Online-Therapie-Angebote, die wissenschaftlich fundiert sind und die du teilweise wie ein verschreibungspflichtiges Medikament auf Rezept kostenfrei erhalten kannst. Woran du seriöse Apps für Angst- und Panikstörungen wie zum Beispiel *Mindable* oder *Invirto* oder Online-Therapie-Angebote wie *Selfapy*, *HelloBetter* oder *Velibra* erkennen kannst?

- Expert:innen und Profis haben die App/Online-Anwendung entwickelt.
- Das Bundesministerium für Arzneimittel und Medizinprodukte hat die App als Medizinprodukt Klasse I zertifiziert.
- Du kannst die App/Online-Therapie wie ein verschreibungspflichtiges Medikament von deinem Hausarzt , deiner Hausärztin oder einer:m Therapeut:in auf Rezept kostenfrei erhalten. Deine Krankenkasse übernimmt die Kosten für die in der Regel 90-tägige Dauer.
- Die App erfüllt die europäischen Datenschutz- und Datensicherheitsstandards.

Apps, die sich speziell an Betroffene von Angst- und Panikstörungen richten, basieren in der Regel auf den sogenannten Therapeut:innen-Manualen der Kognitiven Verhaltenstherapie. Das sind Leitfäden, nach denen bei bestimmten Diagnosen verhaltenstherapeutisch vorgegangen wird. Rasterähnliche Methoden, die sich deshalb auch gut in eine App übertragen lassen. Auf Punkt A folgt Punkt B folgt Übung C. Eine Diagnose kann die App (noch) nicht stellen. Deswegen wird sie in der Regel auch nur auf der Basis einer Diagnose auf Rezept vergeben, die zuvor von einer Hausärztin oder einem Psychotherapeuten gestellt worden ist .

Grundsätzlich gibt es von Psycholog:innen/Therapeut:innen begleitete und unbegleitete Apps, die ganz auf die Selbstorganisation und Selbstwirksamkeit der User:innen setzen. In meinem Podcast »Hallo Angst« habe ich mit Linda Weber, Gründerin und CEO von *Mindable* gesprochen. »Aus welchen Gründen hat man sich hier gegen eine psychotherapeutische Begleitung entschieden?«, wollte ich wissen. Linda Weber erklärt, dass sie die App zunächst als Alternative zur Therapie entwickelt hätten, vor allem zur Überbrückung der langen Wartezeiten in Deutschland zum Beispiel. Diese hätten ja auch mit einem Therapeut:innen-Mangel zu tun, weswegen es ihnen unsinnig erschien, von den zu wenigen Therapeut:innen auch noch welche in die App einzubinden. Heute ist *Mindable* sowohl ganz in Eigenregie von ihren User:innen zu benutzen als auch als begleitendes Tool in Therapien oder zusätzlich unterstützt vom Hausarzt, einem:r Freund:in oder sonstigen Personen aus dem Netzwerk des:r Betroffenen, vielleicht auch parallel zu dem Besuch einer Selbsthilfegruppe.

Bevor du dich für eine der als DIGA (Digitale Gesundheitsanwendung)[5] zertifizierte App entscheidest, mach dich über die konkreten Inhalte der jeweiligen Anwendung schlau. Neben psychoedukativen Aspekten bieten die meisten auch Expositionen an, also Übun-

---

5 Tipp: Das Bundesinstitut für Arzneimittel und Medizinprodukte hat auf seiner Webseite ein DIGA-Verzeichnis: https://diga.bfarm.de/de

2.3 Warten auf den Therapiebeginn

gen, in denen du dich mit deiner konkreten Angst konfrontierst. Ob du dich dazu bereit fühlst, so eine Herausforderung ohne Psycholog:in an deiner Seite zu wagen, musst du für dich entscheiden. Expositionen können unglaublichen Stress hervorrufen, sie können schiefgehen und kein gutes Gefühl hinterlassen. Und dann? Mit wem sprichst du dann? Für so einen Fall solltest du in jedem Fall präpariert sein, wenn du so etwas ausprobieren möchtest. Frag zum Beispiel deine Hausärztin bzw. deinen Hausarzt, ob sie dir hier zur Seite stehen kann. Oder eben eine andere Person, die dir guttut.

Um noch ein häufiges Vorurteil, das ich selbst anfänglich gegenüber digitalen Anwendungen hatte, zu entkräften: Apps wie *Mindable*, *HelloBetter* oder *Invirto* sind nicht darauf ausgelegt, die analoge Verhaltenstherapie zu ersetzen. Sie sind erst mal lediglich ein Tool zur Selbsthilfe, das neben all den anderen Möglichkeiten existiert und so eingesetzt werden kann, wie es dem:der Angstpatient:in nutzt.

Letztlich ist es auch eine Typ-Frage, ob du deine Wartezeit bis zum Beginn einer Psychotherapie mit einer der vielen digitalen Gesundheitsanwendungen überbrücken möchtest. Wenn du sowieso viel in der digitalen Welt unterwegs bist, Online-Konferenzen, Schrittzähler- oder andere Selbstoptimierungs-Apps bereits zu deinem Alltag gehören, könnte es was für dich sein. Allen, die nicht gerne das Gefühl haben, nach Schema F behandelt zu werden, rate ich eher ab. Bis heute können digitale Angebote der Empathie-Fähigkeit echter Psycholog:innen jedenfalls noch keine Konkurrenz machen. Aber: Das kann noch kommen!

2 Therapien

Sieben Schritte zur Psychotherapie

1. Soll ich oder soll ich nicht?

Wenn du sehr unter deiner Symptomatik leidest und bereit bist, dich und dein Denken zu verändern: ja. Wenn nicht: nein. Sprich: Wenn der Leidensdruck nicht groß genug ist, wird eine Psychotherapie auch nicht wirksam sein. Zu einem vergleichbaren Ergebnis kommt übrigens auch eine Studie von drei US-amerikanischen Soziolog:innen. Demnach gibt es einen Zusammenhang zwischen der Einschätzung des Therapiebedarfs auf Patient:innenseite und dem tatsächlichen Erfolg der Therapie.[6] Deswegen bringt es auch nichts, jemanden zu einer Psychotherapie zu zwingen. Und: Wenn du ehrlich mit dir selbst bist und zu dem Schluss kommst, dass deine Symptome dich eigentlich nicht so sehr einschränken, ist das auch gut.

2. Welche Therapieform?
Für welches Richtlinienverfahren soll ich mich entscheiden?

Eine Frage, die ich nicht objektiv beantworten kann und will, weil ich selbst vom systemischen Ansatz überzeugt

---

6 McAlpine, D. D., McCreedy, E., & Alang, (2018). The Meaning and Predictive Value of Self-rated Mental Health among Persons with a Mental Health Problem. *Journal of health and social behavior,* www: https://www.asanet.org/sites/default/files/attach/journals/jun18jhsbfeature_0.pdf (5. Dezember 2021.)

bin, weil das überhaupt eine sehr individuelle Entscheidung ist und es kein Richtig und kein Falsch gibt. Auch die konkrete Diagnose kann in Bezug auf die Wahl der geeigneten Therapieform eine Rolle spielen.

Aber, und das ist ein Vorteil, ich habe Erfahrungen in allen drei Bereichen gemacht und kann dir grob folgende Vor- bzw. Nachteile für deine Entscheidung mit an die Hand geben:

- **Verhaltenstherapie**
  Vorteil: Arbeitet sehr zielgerichtet an der Bewältigung deines Problems durch das Einüben neuer Verhaltensweisen in Bezug auf das Problem und gibt konkrete Handlungsanweisungen oder Ratschläge.
  Nachteil: Wer sehr gestresst ist, sollte gerade mit Expositionen vorsichtig sein. Diese könnten dich zusätzlich unter Druck setzen und deine Angst so verstärken!

- **Psychoanalyse**
  Vorteil: Du lernst viel über dich im Allgemeinen und hast ausreichend Zeit, in die Tiefe zu gehen. Vor allem, wenn Traumata im Spiel sind, zu empfehlen!
  Nachteil: Für die Psychoanalyse brauchst du vor allem Zeit, da zwei Sitzungen pro Woche die Regel sind. Wer hier Tipps oder Handlungsanweisungen erwartet, ist hier falsch.

- **Systemische Therapie**
  Vorteil: Der systemische Ansatz in puncto Angststörung zielt darauf ab, deine Angst zu integrieren, anstatt sie loswerden zu wollen. Du lernst, deine Angst auch als Ressource zu verstehen – in Bezug zu dir und zu deinem Umfeld.

Nachteil: Du solltest damit klarkommen, von deiner:m Therapeut:in keine Antworten zu bekommen, sondern eher darin unterstützt zu werden, die richtigen Fragen zu stellen. Auch hier kriegst du keine Ratschläge!

3. Wie Therapeut:in finden?

Nicht jede:r hat wie ich das Glück, viele »Psychos« im Bekanntenkreis zu haben und sich so auf Empfehlungen aus erster Hand verlassen zu können. Deswegen: Nimm dir Zeit für eine ausgiebige Internetrecherche, besuche Bewertungsportale und Webseiten. Achte dabei vor allem auch auf Schwerpunktthemen der Therapeut:innen. Ansonsten ist dir eventuell deine Krankenkasse behilflich oder du wirst auch über die Kassenärztliche Vereinigung deines jeweiligen Bundeslandes fündig. Vielleicht fragst du aber auch mal deine:n Hausärzt:in, Gynäkolog:in oder sonstige Fachärzt:innen, die du schon länger kennst.

4. Warten und Vorbereiten

Wenn du jemanden gefunden hast, bist du schon mal einen guten Schritt weitergekommen. Je nachdem wie lange deine Wartezeit bis zur ersten Stunde ist, kannst du sie nutzen oder nicht. Wie du sie nutzt? Indem du Bücher zum Thema liest, den Umgang mit deiner Angststörung dokumentierst (Journaling), eine Selbsthilfegruppe besuchst, dich in digitalen Communitys austauschst oder, indem du dich für eine Health-App auf Rezept anmeldest – das macht allerdings nur Sinn, wenn du dich für eine Verhaltenstherapie entschieden hast. Den meisten fällt aber auch das Warten auf den Therapiebeginn gar nicht so schwer, weil sich die Symptomatik oft hier schon ein wenig verbessert. Einfach, weil du aktiv geworden bist.

5. Probestunden

Viele Therapeut:innen weisen nicht genug darauf hin, dass die ersten Stunden tatsächlich Probestunden sind, die dem gegenseitigen Kennenlernen dienen. Auf die Chemie kommt es hier schließlich an. Denn du teilst intime Themen mit ihm:ihr, was Vertrauen erfordert und das über einen längeren Zeitraum. Also: Wenn du dich irgendwie seltsam fühlst, dich etwas triggert oder verunsichert: Bringe es in Kontakt mit ihm:ihr und sei dir darüber im Klaren, dass es besser ist, jetzt abzubrechen und jemand Neuen zu finden, als wenn die Therapie bereits bei der Kasse beantragt worden und schon angelaufen ist.

6. Hausarzt/Hausärztin

Für die Beantragung der Kostenerstattung bei der Krankenkasse ist ein Besuch bei deinem Hausarzt oder deiner Hausärztin notwendig. Diesen halte ich für immens wichtig und würde ihn auch schon zu einem früheren Zeitpunkt empfehlen. Denn es gibt auch einige körperliche Ursachen für Angst- und/oder Panikattacken. Eine Schilddrüsenerkrankung, hormonelle Schwankungen bis hin zu einer Gluten-Unverträglichkeit – und zusammen mit Erschöpfung kann auch eine Blutarmut an der Symptomatik beteiligt sein. Also: durchchecken lassen!

7. Therapie

Gratulation! Du hast dich getraut, dir Hilfe zu holen und hast jetzt endlich die Zeit, dir zusammen mit deiner Therapeutin deine Angststörung genau anzuschauen. Wie du deine Chance auf Veränderung nutzt? Vertraue dir, denn du bist der:die Expert:in für dein Leben. Ach ja, und ein angstfreies Leben ist eine Illusion. Dieses Ziel sollte eine Therapie also besser gar nicht erst vorgeben.

3
Angst im Job-Kontext

3.1 Wie mich meine Angst bremste und pushte

Ich interessiere mich schon immer für Menschen und ihre Geschichten. Das Schöne daran ist nämlich: Durch die verschiedenen Charaktere lernt man andere Perspektiven kennen, und sie eröffnen Möglichkeiten, von denen man anderenfalls nicht erfahren hätte. Nicht umsonst habe ich Literatur studiert und bin Journalistin geworden, mit dem vorrangigen Ziel, Geschichten von Menschen zu erzählen, denen sonst keiner gerne zuhört. Weil ihre Storys so schräg sind, so schrecklich, so schambesetzt, so traurig, so absurd, eigentlich geheim oder alles zusammen. Ich verspürte den Drang, genau das zu erzählen. Das, was viele lieber unter den Teppich kehren, indem sie wegschauen, schweigen oder ablenken. Dabei ging es mir nicht darum, Investigativ-Journalistin zu werden und Skandale aufzudecken. Ich wollte das Abwegige, das Dunkle, das Verbotene und so etwas wie das Unaussprechliche an die Oberfläche bringen, es sichtbar machen.

Und so unterhielt ich mich im Radio mit Objektophilen, die mir Details aus ihrem Alltag mit ihren Liebsten – einem Bagger, einer Gitarre und einem Laptop – anvertrauten, ich traf Steffi, eine junge Frau in Nürnberg, die sich für eine Beziehung mit einem inhaftierten Mörder entschieden hatte, sprach mit

3.1 Wie mich meine Angst bremste und pushte

Eltern, deren Kinder an Gehirnhautentzündung gestorben waren oder ich besuchte einen Mann mittleren Alters, der sich wegen seiner krassen Hypochondrie in einer psychosomatischen Klinik behandeln ließ und mir gleich zu Beginn unseres Gesprächs versicherte, er habe schon alles gehabt: Darmkrebs, Prostatakrebs, Blutkrebs, Lungenkrebs, Hautkrebs, Magenkrebs, einen Hirntumor – alles allein in seiner Vorstellung.

Meine Haltung war damals schon unbewusst systemisch, indem ich zuhörte, das, was ich zu hören bekam – und wenn es auch noch so verrückt war –, nicht bewertete und mir dachte: »Der Mensch wird schon seine Gründe haben, warum er:sie so und nicht anders ist, denkt oder fühlt.«

Heute glaube ich, dass ich mich ausgerechnet in die Welt des Journalismus begeben habe, um zunächst mal die Storys von anderen ans Tageslicht zu bringen, anstatt ehrlich und offen mit meiner Geschichte der Angst umzugehen. Denn hinter den Beiträgen über die Neurosen der anderen konnte ich mich und mein Angst-Thema perfekt verstecken. Diesen Teil von mir hielt ich geheim. Abgesehen von ein paar Ausnahmen erzählte ich niemandem jemals im Jobumfeld davon.

Schade, dass ich meinem Drang, als Journalistin über die abwegigen Seiten des Lebens zu erzählen, irgendwann nicht weiter nachkam. Vermutlich konnte ich mich in der Kulturredaktion, wo ich landete, besser verstecken – hinter den Kritiken über die Werke anderer. Hier war vor allem eins gefragt: Urteilskraft. Wird die neue Ausstellung in der Pinakothek der Moderne dem gerecht, was sie verspricht? Schafft die neue Direktorin der Designsammlung es, Produkte des Alltags interessanter als bisher zu zeigen? Ist dieser oder jener Trend gesellschaftlich wichtig oder nur Bluff?

Ich fand es großartig, Kritiken über alles Mögliche – von Büchern über Kunst und Design bis hin zu Äußerungen einzelner Kulturschaffender – zu produzieren. Ich war Kulturkritikerin, das klang gut. Ich finde es auch heute noch gut und wichtig, wenn Journalist:innen Meinungen haben und diese auch öffentlich vertreten, aber es kann auch zwanghaft werden.

Ich fand es jedenfalls irgendwann ermüdend, alles immer beurteilen zu müssen. Die Werke anderer Menschen in ein paar Minuten zunichtezumachen ohne selber je etwas eigenes Kreatives auf die Beine gestellt zu haben, das kam mir eines Tages überheblich vor.

Eigentlich ist es auch nicht verwunderlich, dass ich mich in diesem Klima des obsessiven Urteilens, des Verurteilens, des Verreißens nie getraut habe, mein ganzes Ich – inklusive Angst – zu zeigen. Ich wusste schließlich, wie über andere geredet wurde, die wegen mentaler Probleme ausfielen, wiederkamen und dann nicht mehr so funktionierten wie vorher. »Den:Die kannst du vergessen!«, wurde da schon mal in die Runde geblökt und niemand sagte etwas dagegen. Stattdessen betretene Mienen. »Ja, der:die Arme, ob der:die nochmal was wird?«.

3.1 Wie mich meine Angst bremste und pushte

Meine Angst, mein Geheimnis

Bevor meine Kolleg:innen und Vorgesetzten so über mich redeten, ließ ich mein Geheimnis lieber weiter bei mir. So wusste niemand, mit wie vielen sorgenvollen Gedanken und mit welch einer Überwindung es für mich oft – nicht immer – verbunden war, wenn ich für einen Radiobeitrag reisen musste. Schon eine kurze Fahrt mit dem Auto zu einem Museum konnte zu einer Tortur werden, wenn der Stresspegel sowieso schon hoch war, weil das Radiostück noch in der Nacht fertig werden musste, um am nächsten Morgen gesendet werden zu können. Dieser Stress, den der aktuelle Journalismus mit sich bringt – ich liebe und ich hasse ihn.

Der Kick, das Stück gerade noch vor Sendung fertig bekommen zu haben, kann wie eine Droge wirken. Auf Dauer fand ich es extrem auspowernd. Ich erinnere mich, wie ich ziemlich schwanger am Tag der Eröffnung durch die Kölner Messehallen kugelte, mir in Windeseile sämtliche Designneuheiten und Trends auf der Möbelmesse reinzog, hier und da Interviews führte, um dann – wenn alle auf die Partys gingen – ins Hotelzimmer zu sprinten, um dort die O-Töne für ein Infokanal-Stück zu schneiden und mich auf mein morgiges Gespräch in der Kultursendung vorzubereiten, das ich um 6 Uhr morgens beim WDR aufzeichnen musste. Irgendwie sportlich, cool und wichtig, diese Dauerhechelei, aber auch atemraubend und sinnlos. Zumal ich mit circa 350 Euro Honorar wieder nach München dackelte. Interessanterweise fiel mir die Sinnlosigkeit dieser Tätigkeit erst so richtig während meiner fortgeschrittenen Schwangerschaft auf. Vermutlich, weil ich schon ahnte, dass ich schon bald aus anderen Gründen meine Fähigkeiten im Hecheln unter Beweis stellen musste. Wenn ich so weitermachte, ging mir in Kürze die Luft aus.

> WENN ICH SO WEITERMACHTE, GING MIR IN KÜRZE DIE LUFT AUS.

Hochfunktionale Angststörung

Und dennoch: Mein System flirrte, manchmal funkelte es und im Großen und Ganzen funktionierte es. Die Leistungen, die ich zur Zufriedenheit meiner Vorgesetzten erbrachte und die mir auch Anerkennung und teilweise Bewunderung bei Familie und Freund:innen einbrachten, dienten mir dazu, meine Angst zu kaschieren. *Hochfunktionale Angststörung* (Glossar) nennt man das. Eine ziemlich ambivalente Angelegenheit, denn die Angst hat hier auch eine motivierende, extrem anregende Seite, die dich dazu bringen kann, Dinge zu tun, die du sonst nicht geschafft hättest.

Das Problem: Es ist irre anstrengend, so zu leben und zu arbeiten. Wenn dann noch etwas zusätzlich passiert, wie ein Todesfall, eine Trennung oder andere belastende Erlebnisse, wird es eng. Ich erinnere mich an so eine Phase in meinem Leben, in der es relativ eng wurde. Meine über alles geliebte Oma war gestorben, mein Freund zog nach nur kurzer Zeit, in der wir zu-

3.1 Wie mich meine Angst bremste und pushte

sammen waren, in eine andere Stadt und ich bekam ein Angebot für einen festen Job, das ich nicht wollte, es ablehnte und damit erst mal unten durch war.

In dieser Zeit setzte ich mich für einen Radiobeitrag in eine Plenarsitzung des Bayerischen Landtags. Alles gut, bis sich der Landtag plötzlich zu drehen begann, bei jeder kleinsten Bewegung, die ich machte, verzog sich alles, die Stimmen der Politiker:innen klangen seltsam verzerrt – mir wurde so schwindelig, wie ich es nie zuvor erlebt hatte. Es war so, wie man sich einen schlechten Trip vorstellt. Was, wenn ich gleich ohnmächtig werde und alle feststellen, dass ich meinen Job eigentlich gar nicht machen kann? Mit geschlossenen Augen versuchte ich durchzuatmen, in der Hoffnung, dass es so irgendwann vorbeiginge. Es ging vorbei. Doch danach war ich nicht nur schweißgebadet, sondern auch verunsichert und erneut erschüttert. Ein panischer Zwischenfall wie dieser ist wie ein weiterer Punkt auf dem Angst-Konto, eine Attacke mehr, die die Angst vor der Angst in genau dieser Situation triggert. Ein weiterer Zwischenfall. Den Landtag vermied ich künftig erst einmal.

Zu dem Zeitpunkt war ich beruflich ziemlich desorientiert. Ich arbeitete für viele Redaktionen – Kinderfunk, Landespolitik, Kultur, Gesundheit –, die zusammen genommen keine Linie ergaben. Keine Redaktion wollte mich so richtig und ich wusste auch nicht, wo ich hingehörte. Auch für das Fernsehen war ich unterwegs – sogar vor der Kamera, als fiktive Reporterfigur namens Goschi. Goschi persiflierte eine reale BR-Reporterin, die gerne in Dirndln mit unverwechselbarem

Akzent der Marke »Gequältes Hochdeutsch mit unterdrücktem bayerischem Akzent« auftrat. Leider sollte es Goschi nicht lange geben. Von heute auf morgen hieß es von oben: »Das können wir nicht bringen.« Vermutlich, weil sich die reale Goschi auf den Schlips getreten fühlte und dafür sorgte, dass ihre komische Doppelgängerin sterben musste. Schade, denn das Spielen vor der Kamera machte mir richtig Spaß und ich war völlig angstbefreit und hatte das Gefühl, hier meine Kreativität endlich ausleben zu können.

Als meine Arbeit als freie Autorin ins Stocken geriet, vor allem auch in finanzieller Hinsicht, beschloss ich, meinem Freund in die Schweiz zu folgen, und bewarb mich dort für einen Redakteursjob bei einer legendären deutschsprachigen Designzeitschrift, die zu dem Zeitpunkt einem Schweizer Architektur- und Designverlag gehörte. Ich bekam den Job, zog nach Basel in die Schweiz, ließ den BR und meine Familie hinter mir und hatte die Hoffnung, dass der Neustart sich auch positiv auf meine Angst und Panikattacken auswirken würde. Schließlich wohnte ich jetzt mit meinem Freund zusammen, hatte zum ersten Mal einen gut bezahlten, festen Job mit eigenem Büro, ein nettes Team, und wenn es ein Land gibt, das oberflächlich betrachtet für so etwas wie Sicherheit steht, dann die Schweiz.

Meine Hoffnung war naiv, das weiß ich heute. Doch damals dachte ich, dass Veränderungen im Außen auch das Innere transformieren könnten. Das mag vielleicht sogar zutreffen, wenn man eindeutig sagen kann: »Dieser Job – oder wahlweise Beziehung, Freundschaft, Umgebung etc. – war so toxisch für mich, dass es mir schlecht ging und ich deswegen unter Angst und Panikattacken litt.« Doch wenn das Thema schon vorher, unabhängig von Job, Partner:in oder Umgebung vorhanden war, wird eine Veränderung äußerer Umstände auch nichts an dem eigentlichen Thema ändern. Das ist zumindest meine Erfahrung, aufgrund derer ich heute auch einen Satz meiner damaligen Hausärztin schwierig finde. Sie sagte immer zu mir: »Wenn Sie mal den Richtigen gefunden haben, wird sich das mit der Angst erledigt haben.« Ich glaubte ihr damals, weil ich sie grundsätzlich schlau und sympathisch fand. Doch mit ihrer Prognose hatte sie falsche Hoffnungen in mir geweckt. Und nebenbei: Was suggeriert so ein Satz eigentlich? Nur in einer Beziehung kannst du glücklich werden? Wenn du eine:n Partner:in an deiner Seite hast, gibt es keinen Grund mehr, Angst zu haben?

Im Bezug zu meiner beruflichen Situation, bedeutete das: Ich wechselte sehr oft meine Jobs, denn wenn die Angst zu massiv wurde, ging ich und probierte etwas Neues. Immer mit der Hoffnung, dass es dann schon besser werden würde. Bei der Designzeitschrift kündigte ich, um als freie Journalistin über Design zu berichten. Eine schöne Idee, dir mir nur zu wenig Geld einbrachte. Auch, weil mich meine Angst von Dingen abhielt, die für eine freie Autorin sehr wichtig gewesen wären wie zum Beispiel Pressereisen. Wenn ich zu einer spannenden und ziemlich exklusiven Pressereise oder einem anderen Event eingeladen wurde, hatte ich immer einen fadenscheinigen

3 Angst im Job-Kontext

Grund in meinem Repertoire der Absagen, warum ich jetzt ausgerechnet nicht mit nach Dänemark, Frankreich oder Taiwan kommen konnte. Das Paradoxon: Ich war freie Journalistin und gleichzeitig völlig unfrei. Meine Angst setzte mir Grenzen, die ich nur sehr selten überschritt. Ich war gefangen in meinem ambivalenten System.

Ob ich nun fest angestellt war, mich irgendwann unfrei fühlte oder ob ich freiberuflich unterwegs war und mich irgendwann unsicher fühlte und mich existenziell bedroht sah: Die Angst kam früher oder später sowieso immer wieder.

Meine Angst- und Panikstörung hat mich enorm gebremst und eingeschränkt in meinem beruflichen Leben. Sie hat mich einerseits zu Höchstleistungen getrieben – jedoch immer mit der Motivation, die Angst dadurch verstecken zu können –, andererseits hat sie mich klein gehalten. »Das schaffst du nicht!«, war einer ihrer Lieblingssprüche, der dafür gesorgt hat, dass ich mir nie vorstellen konnte, Verantwortung zu übernehmen. Wie soll jemand, dem die Angst das Gefühl gibt, ein kleines, hilfsbedürftiges Kind zu sein, für sich oder andere aufkommen?

Chancen für verantwortungsvolle Jobs gab es einige, doch ich sagte immer schon ab, bevor es konkreter wurde. Mehr Verantwortung hätte auch bedeutet, für mich selber mehr Verantwortung zu übernehmen. Das wiederum hätte auch heißen können, mich zu outen, zu mir und meiner Angst, zu mir als Gesamtpaket offen und ehrlich zu stehen. Eine Vorstellung, die mir unmöglich erschien. Mich und meine Angst zu offenbaren, ohne dafür in irgendeiner Form benachteiligt zu werden? Keine Chance – an keinem der Orte, an denen ich arbeitete, so empfand ich es jedenfalls. Also ließ ich mich mehr oder weniger auf nichts richtig ein, degradierte mich selber zu einem Rädchen im Getriebe, und redete mir ein, dass es auch okay sei, wenn das ewig so weiterginge.

Spaßverderberin

Die Angst war aber nicht nur eine Bremse und eine Downgrader:in in meiner Karriere. Sie war auch eine fiese Spaßverderber:in. Als ich 2012 zum Beispiel mit einem Journalistenpreis für einen kritischen Artikel über das unseriöse Geschäft mit sogenannten Designpreisen ausgezeichnet wurde, konnte ich das nicht wirklich genießen. Ohne kokett klingen zu wollen, war mein erster Gedanke: »Shit, da muss ich ja dann zu der Preisverleihung!« Die fand in Köln im Rahmen der Möbelmesse statt und während der Zugfahrt dorthin war mir dermaßen übel, dass ich schon überlegte, krankheitsbedingt abzusagen. Zum Glück gab es dann doch auch noch eine Stimme in mir, die laut genug sagte: »Los jetzt, hol dir deinen Preis!« Irgendwie bekam ich also auch das hin. Doch ohne all die Ängste im Vorfeld wäre alles viel ausgelassener gewesen. Und: weniger anstrengend. Wenn es so viel Energie kostet, mit einem Preis ausgezeichnet, gefeiert und zum Essen eingeladen zu werden, läuft es jedenfalls nicht gut.

Die Frage, die ich mir heute stelle, ist nicht zu beantworten und dennoch interessant: Was wäre anders gelaufen, wenn ich offensiv und ehrlich mit meinem Thema umgegangen wäre? Wenn ich Kolleg:innen und Vorgesetzten mein ganzes Ich offenbart hätte? Was für Nachteile oder Vorteile hätten sich daraus ergeben? Eine spekulative Angelegenheit. Vielleicht muss die Frage auch eher lauten: Wie wäre es gewesen, wenn ich an einem Ort gearbeitet hätte, an dem ich mich sicher genug gefühlt hätte, meine Angststörung zu teilen? In einer Atmosphäre, die es erlaubt, schwach zu sein und das auch zu zeigen, wo Scheitern nicht sanktioniert wird und eine Offenheit gegenüber mentalen Themen zu spüren ist. So ein Arbeitsumfeld wäre toll gewesen, keine Frage. In so einer Umgebung wäre es viel weniger anstrengend gewesen und ich denke, ich hätte mich zum Nutzen aller einbringen und vielleicht sogar Verantwortung übernehmen können. Oder so: Die Unternehmen hätten mehr von mir und meiner Kreativität profitiert.

Ich denke hier liegt überhaupt eine veraltete, aber immer noch weit verbreitete Fehlannahme vieler Manager:innen, CEOs oder Führungskräfte im Allgemeinen vor: Sie sind davon überzeugt, dass Schwäche zu Misserfolg führt, während Stärke – und damit ist das alte Narrativ vom männlichen Helden, der kein Scheitern kennt und seine Firma rettet, komme, was wolle – für Erfolg sorgt. Mehr dazu in 3.3.

Die Umgebungen, in denen ich arbeitete, schienen mir nie offen und frei genug, um mit mentalen Gesundheitsthemen so umzugehen, dass der:die Be-

3.1 Wie mich meine Angst bremste und pushte

troffene weder stigmatisiert noch diskriminiert wird. Probleme, die im weiteren Sinne die Psyche betrafen, waren unerwünscht. Meine Beobachtung: Angst war von allen Themen am unerwünschtesten. Warum? Weil Angst in gewisser Weise ansteckend ist, das heißt, wenn jemand mit Angst konfrontiert wird, löst das in ihm:ihr fast automatisch auch Angst aus. Insofern wollte man in all den Organisationen vermutlich gar keine zu ehrlichen Mitarbeiter:innen.

Die meisten meiner Arbeitsumgebungen waren entweder zu hierarchisch, zu altmodisch, zu autoritär oder zu familiär und pseudo-locker strukturiert. In der Medienwelt wurde mir außerdem von Anfang an vermittelt: Wenn du nicht mehr hier bist, stehen zig Leute in der Schlange, die deinen Job liebend gerne machen würden. Abgesehen davon, dass man heute damit rechnen muss, dass der eigene Job künftig von KI übernommen wird, gilt der daraus resultierende Druck in unseren Zeiten für viele Menschen aus den unterschiedlichen Branchen. Seit der Corona-Pandemie ist das Leben mit Unsicherheit zur Normalität geworden. Der Stress und die Verunsicherung sind Gift für alle – noch mehr jedoch für diejenigen, die sowieso schon mit mentalen Themen zu kämpfen haben. In diesem Sinne ist es wichtiger denn je, dass sich Organisationen, Unternehmen und übrigens auch die Politik noch mehr als bisher mentaler Gesundheit annehmen, Ängste zulassen und Scheitern als Chance begreifen.

Meinen Weg in die Selbstständigkeit als Host eines eigenen Podcasts (»Hallo Angst«) und Systemische

3 Angst im Job-Kontext

Coach:in konnte ich erst sehr spät gehen. Dafür aber aus voller Überzeugung und aus ganzem Herzen. Wie es dazu kam, erzähle ich in Kapitel 5.

3.2 Facts – Angst und Job

Jede:r Zweite hat Angst, mit dem:r Vorgesetzten über Probleme zu sprechen. Zu diesem Ergebnis kommt eine Untersuchung des Deutschen Gewerkschaftsbundes »DGB Index Gute Arbeit« von 2019. Demnach gaben 44 Prozent der Beschäftigten an, dass es an ihrem Arbeitsort nicht oder nur in geringem Maße möglich sei, Probleme gegenüber Führungskräften oder der Geschäftsführung offen anzusprechen. In mittleren und größeren Unternehmen wurde das Betriebsklima in dieser Hinsicht negativer bewertet als in kleinen Firmen mit weniger als 20 Mitarbeiter:innen, wo sich laut der Untersuchung allerdings auch jede:r Dritte nicht traut, offen seine Meinung gegenüber Vorgesetzten zu äußern.

Ein Ergebnis, das zeigt: Mit der psychologischen Sicherheit in deutschen Unternehmen ist es nicht weit her. Was aber macht psychologische Sicherheit aus? Die US-amerikanische Wissenschaftlerin, Professorin an der Harvard Business School und Autorin zahlreicher Bücher, Amy C. Edmondson, definiert psychologische Sicherheit als »die Überzeugung, dass die Arbeitsumgebung sicher genug ist, um darin zwischenmenschliche Risiken einzugehen.«[7]

---

7 Edmondson, Amy C.: Die angstfreie Organisation. Wie Sie psychologische Sicherheit am Arbeitsplatz für mehr Entwicklung, Lernen und Innovation schaffen. München 2020, S. 7.

Wie gering das psychologische Sicherheitsgefühl der Deutschen am Arbeitsplatz sein muss, verdeutlicht die DGB-Studie für gute Arbeit zusätzlich, indem sie nicht einmal explizit auf Themen, die die mentale Gesundheit betreffen, fokussiert ist.

Das bedeutet also: Wenn sich jede:r zweite Arbeitnehmer:in schon nicht traut, mit Vorgesetzten über »normale« Anliegen wie etwa eine Gehaltserhöhung, Probleme mit Kolleg:innen, das Betriebsklima oder Urlaubswünsche zu sprechen, wie muss es ihnen dann erst mit schwierigen, intimen Themen wie Erschöpfung, Mobbing oder eben Angst gehen? Diese Belange kommen unter diesen Umständen vermutlich gar nicht erst zur Sprache, nehmen aber jüngsten Studien zufolge stetig zu. Das schlägt sich auch in Fehltagen aus psychosomatischen Gründen nieder, eine Entwicklung, die sich seit der Corona-Pandemie noch mal verstärkt hat.

Unsichtbare Krankheit

Anders als beispielwiese ein gebrochenes Bein, ein entzündetes Auge oder eine Grippe, sind Angst und Depressionen weitgehend unsichtbare Krankheiten. Das heißt, es gibt keine eindeutigen äußerlichen Zeichen, die darauf hinweisen. Nur wer sich auskennt, kann Vermutungen anstellen. Die meisten Kolleg:innen würden also von alleine nie auf die Idee kommen, dass jemand in ihrem Kreis betroffen ist. Das Fiese: Die Unsichtbarkeit der Krankheit fördert insofern die Geheimnistuerei und das Tabu, als für viele etwas, das man nicht sehen kann, auch nicht rele-

3.2 Facts – Angst und Job

vant ist. Vor allem nicht, wenn der:diejenige nach außen hin funktionieren.

Doch was sind die zwangsläufigen Folgen für uns selbst und unsere Gesellschaft, wenn es im Job keinen Raum für diese Aspekte gibt und stattdessen eine Kultur der Angst herrscht? Noch vor zwanzig Jahren hätte man diese Frage mit einem Achselzucken abtun können. Das wäre zwar auch nicht besonders sympathisch gewesen, doch heute können sich Unternehmen so eine Haltung schlicht nicht mehr leisten. Denn unsere Arbeitswelt ist globaler, digitaler, komplexer und insgesamt wettbewerbsintensiver geworden – alles verändert sich noch rasanter als früher. Mitarbeiter:innen auf allen Ebenen und aus allen Berufsfeldern arbeiten viel mehr mit anderen zusammen, als das früher der Fall war und zwar in festen oder in projektbezogenen Teams, live oder online.

> DOCH WAS SIND DIE FOLGEN, WENN IM JOB EINE KULTUR DER ANGST HERRSCHT?

Diese Umstände erfordern ein hohes Maß an Kommunikations- und Konfliktfähigkeit, Flexibilität und Offenheit. Sie setzen eine Arbeitsatmosphäre voraus, in der sich Menschen trauen, ihre Stimme zu erheben, sich einzubringen, sich zu entfalten und sich als ganzer Mensch gesehen zu fühlen. Angst schwächt die Leistungsfähigkeit der Mitarbeiter:innen und wirkt, vor allem auch was Innovationen, Kreativität und die Bereitschaft für Veränderungen angeht, kontraproduktiv. Doch genau auf diese Eigenschaften sind Unternehmen, die relevant sein wollen, heute angewiesen.

Wenn Führungskräfte die Zufriedenheit ihrer Teams nicht ernst nehmen, mentalen Gesundheitsthemen und dem konstruktiven Scheitern keinen Raum geben, verspielen sie wesentliche Faktoren für ihren Erfolg.[8]

Ängste erlauben

»Die angstfreie Organisation« heißt eines der Bücher von Amy C. Edmondson, die Professorin für Führung an der Harvard Business School ist, zum Thema Angst in der Arbeitswelt. Ein, wie ich finde, unglücklicher Titel, denn angstfreie Orte gibt es nicht und sie sind meiner Meinung nach auch gar nicht erstrebenswert. Vielmehr geht es darum, Räume zu schaffen, in denen es erlaubt ist, Ängste und andere Emotionen zu formulieren oder Geschichten des Scheiterns zu erzählen – ohne dafür in irgendeiner Form sanktioniert zu werden. In diesem Sinne könnte man von mutigen Organisationen sprechen. Oder wie Dr. Simone Burel, linguistische Unternehmensberaterin, Unternehmerin, Mentorin und Autorin, in einer Folge meines Podcasts »Hallo Angst« von *angsterlaubenden* Unternehmen.

Ein mutiges oder angsterlaubendes Unternehmen zeichnet sich auch dadurch aus, dass es sich von dem Nar-

---

[8] Eine Frage, die sich hier aufdrängt: Wieso sind dann so viele Unternehmen extrem erfolgreich, die im autoritären Topdown-Stil geführt werden? Eine Frage, die ich ausnahmsweise mit einer Gegenfrage beantworte: Vielleicht wären diese Unternehmen ja noch erfolgreicher, wenn sie sich auch um psychologische Sicherheit kümmern würden? Vielleicht wäre ihr Erfolg dann noch nachhaltiger und die Fluktuation des Personals weniger ausgeprägt?

rativ des männlichen Helden, der die Welt beziehungsweise in diesem Fall das Unternehmen rettet, keine Schwäche zeigen darf, schon gar nicht über Gefühle redet und vor Selbstvertrauen strotzt, gerne verabschiedet. An die Stelle dieses überkommenen Helden-Narratives tritt eine neue Erzählung: Eine, in der es nicht den einen Helden gibt, sondern viele unterschiedliche Held:innen; eine, die von diversen Teams erzählt, in denen es als stark gilt, auch über Gefühle zu sprechen, Schwächen und Momente des Scheiterns als Chance zu begreifen und noch vor den Erwartungen, die unser Wirtschaftssystem an uns stellt, den Menschen selbst und seine Bedürfnisse zu sehen.

Dr. Simone Burel, außerdem Gründerin der LUB Mannheim und der Diversity Company[9], spricht in besagter Podcast-Folge von »mentaler Diversität« und umschreibt sie im Kontext als »Fähigkeit anzuerkennen, dass wir alle anders sind«. Sie weist darauf hin, dass es »das Normale« nicht gibt. Demnach gebe es Menschen, die nach vier Stunden konzentrierter Arbeit erledigt seien, introvertierte Menschen, die aber dennoch sehr produktiv seien oder andere, die nur in der Nacht arbeiten könnten. Diese mentale Andersartigkeit zu akzeptieren, sei laut Burel ein wesentlicher Schritt in Richtung eines angsterlaubenden Mindsets. »Je diverser ein Team, umso weniger spielt Angst eine Rolle«, so lautet eine von Burels Kernthesen unseres Gesprächs. Wenn sich ein Team aus Menschen mit verschiedenen Hintergründen zusammensetzt, ist das Anderssein bzw. die

---

[9] Linguistische Unternehmensberatung Mannheim, www.lub-mannheim.de und Diversity Company https://diversity-company.de

3 Angst im Job-Kontext

Akzeptanz des anderen von vorneherein mehr gegeben als in homogenen Teams.[10]

In einem diversen Umfeld sind alle Fremde. Das minimiert die Angst vor dem anderen, weil ich ja weiß, wie es sich anfühlt, anders zu sein. Bezogen auf das Thema Angst, ist dieser Zusammenhang auch interessant: Denn jede:r kennt Angst als Grundemotion. Trotzdem löst es Angst aus, wenn uns jemand mit seinen Ängsten oder gar einer Angststörung konfrontiert – das gilt nicht nur für den beruflichen Kontext. Angst ist – ähnlich wie Wut und Trauer – ein unerwünschtes Gefühl. Zum einen, weil sie keinen Platz in dem erwähnten Helden-Narrativ hat, wo es darum geht, mutig, stark und unfehlbar aufzutreten. Zum anderen, weil wir das Gefühl haben, ein Gefühl wie Angst nicht kontrollieren zu können. Das heißt: Wenn uns jemand seine Ängste anvertraut, beunruhigt uns das, nicht weil es uns fremd ist, sondern weil es uns so vertraut ist – wir das aber gleichzeitig leugnen.

Eine besondere Variante der Angststörung ist die sogenannte *hochfunktionale Angststörung* (Glossar), die besonders im Job-Kontext zum Tragen kommt. Betroffene haben extreme Angst vorm Scheitern oder davor nicht gemocht zu werden und es fällt ihnen schwer, Entscheidungen zu treffen. Da sie nach außen hin einwandfrei funktionieren, nicht selten durch besonders viel Engagement, gute Leistung oder Ehrgeiz auffallen, ist diese Form der Angststörung so schwer zu erkennen. Positiv ausgedrückt, nutzen

---

10 Nachzuhören: Podcast »Hallo Angst« (Spotify, Apple Podcasts, Google Podcasts), Folge 7, »Je diverser ein Team, umso weniger spielt Angst eine Rolle« mit Dr. Simone Burel.

die Betroffen ihre Angst und verwandeln sie in Etwas, das ihnen Anerkennung verleiht – sei es durch eine kreative, eine sportliche oder eine andere berufliche Leistung. Die Angst-Energie dient ihnen als Antrieb, als Motivation. Negativ ausgedrückt, und so bezeichnet es auch die Freud'sche Psychoanalyse, verbirgt sich dahinter ein Abwehrmechanismus, also eine Art, mit der wir unbewusst einen innerpsychischen oder zwischenmenschlichen Konflikt regulieren, indem wir eine Lösung finden, die uns emotional entlastet.[11]

Wenn diese Form der Abwehr eine Lösung sein soll, dann zumindest eine ambivalente. Denn einerseits hat dieser Schutzmechanismus etwas Gutes, indem er Betroffene schützt und sie zu Höchstleistungen bringt, die ohne Angst vielleicht gar nicht möglich wären. Andererseits ist gerade das schwierig, weil der Alltag auf diesem Level der Angst-Verstecken-Kompensation extrem anstrengend ist und gerne irgendwann – und sei es erst nach etlichen Jahren – in einem Burn-out mündet. Spätestens dann profitiert auch der Arbeitgeber nicht mehr von seiner Spitzenkraft, die sonst für alles zu haben war.

---

11 Vgl. Wirtz, Markus Antonius: Dorsch – Lexikon der Psychologie. Bern 2021, S. 101.

3.3 Wie du deine Angst im Job-Kontext integrieren kannst

Soll ich meiner Chefin von meiner Angststörung erzählen, oder lieber nicht? Eine Frage, die ich in meinen Beratungen sehr oft gestellt bekomme und die meistens nicht mit einem eindeutigen Ja oder Nein zu beantworten ist. Ob du dich outest oder nicht, hängt von einigen wichtigen Aspekten ab, die individuell zu bewerten sind.

Was wäre anders?

Als Erstes frage ich meine Klient:innen, was sie denken, was dann anders wäre? Nicht selten kriege ich zu hören: »Ich würde mich einfach ehrlicher fühlen.« Oder: »Vielleicht wäre das eine Befreiung!?«. Manche denken auch: »Dann würden mich meine Vorgesetzten besser verstehen.« Verständlich, dass es sich besser anfühlt, einen Teil von sich nicht verstecken zu müssen. Wie schön, sich vorzustellen, dass die Energie, die dann frei wird, in etwas anderes fließen kann. Und klar, ist es angenehmer, wenn Vorgesetzte wissen, dass du dich nicht aus Faulheit vor bestimmten Dingen drückst, sondern dass es dafür andere Gründe gibt. Grundsätzlich ist es gesünder und effektiver für

3.3 Wie du deine Angst im Job-Kontext integrieren kannst

alle, wenn du dein komplettes Ich – inklusive Ängste mit zur Arbeit nehmen und auch einbringen kannst.

Um zu entscheiden, ob du dir ein Outing zutraust oder nicht, solltest du dir folgende zentrale Frage stellen und ehrlich beantworten: Wie wirst du damit klarkommen, wenn dein Gegenüber mit deiner Offenheit nicht umgehen kann? Wenn es nicht einmal versteht, wovon du sprichst? Wenn es Kommentare macht, die dich eventuell vor den Kopf stoßen, kränken oder verunsichern könnten? Oder: Wenn dein Gegenüber dich von da an nur noch in Watte packt und dich insgeheim als »Krankheitsfall« abstempelt und aus bestimmten Prozessen ausschließt? Oder auch: Was, wenn dein:e Vorgesetzte:r nicht dichthält und anderen Kolleg:innen von deinem Thema erzählt? Ein Outing hat immer auch zur Folge, dass du keine Kontrolle mehr über das Thema hast und darüber, wie damit umgegangen wird. Solange du es geheim hältst, hast du die Kontrolle – das sollte dir klar sein.

Wenn du diese möglichen negativen Reaktionen auf dem Schirm hast, weißt, wie du im Zweifel mit ihnen umgehen könntest und sagst »Egal, ich möchte mich trotzdem öffnen« würde ich sagen: Go!

Diese sichere Haltung hast du allerdings nicht einfach so. Sonst hättest du ja auch schon früher mit offenen Karten spielen können. Sie setzt voraus, dass du dich eingehend mit deiner Angst auseinandergesetzt hast – sei es mithilfe von professioneller Unterstützung oder ohne. Du hast akzeptiert, dass Angst und/oder Panik zu dir gehören und in letzter Konsequenz ist ein Umfeld, das damit nicht zurechtkommt, nicht für dich geeignet. Das heißt, selbst der Schritt, deinen Job unter Umständen zu kündigen – wenn dein Outing Nachteile mit sich bringt –, sollte für dich im Rahmen des Möglichen sein.

Umso besser, wenn die Reaktionen auf dein Bekenntnis positiv ausfallen. In diesen Fällen berichten Betroffene nicht selten davon, mit großer Erleichterung, weniger Stress und neu gewonnener Energie durchzustarten, manch eine:r sogar mit Ideen für ein eigenes Projekt!

Was dein Outing so oder so erleichtert: Wenn du es nicht alleine durchziehst und auf professionelle Unterstützung von einer Therapeutin, einem Coach oder auch von Familie und Freund:innen zurückgreifen kannst. Idealerweise ist es in eine Therapie oder in einen Coaching-Prozess eingebunden, sodass du es vor- und nachbereiten kannst und dabei begleitet wirst.

Bevor du dich gleich Vorgesetzten öffnest, würde ich dir außerdem empfehlen, es zunächst bei einer Kollegin auszuprobieren, die dir sympathisch ist. Das ist eine gute Übung, um dich und die Reaktionen auf dein Angst-Bekenntnis auszuloten, ein Gefühl dafür zu bekommen, wie es ist, sich und seine Angst nicht mehr nur zu verstecken. Wenn es sich gut anfühlt, hat es den Vorteil, dass du gleich eine:n Eingeweihte:n an deiner Seite hast, wenn du dich einen Schritt weiter wagst.

In Unternehmen, die explizit eine mental gesunde Organisation anstreben und daher auch meistens ein betriebliches Gesundheitsmanagement haben, gibt es zunehmend Einzelpersonen oder Teams, die

Ansprechpartner:innen für Belange der mentalen Gesundheit sind. Eine Entwicklung, die sehr sinnvoll ist, wenn man bedenkt, dass laut dem neuesten Psychreport der DAK-Gesundheit die Fehltage von Arbeitnehmer:innen wegen psychischer Erkrankungen einen neuen Höchststand erreicht haben: Die Krankenkasse verzeichnete 2020 – in dem ersten Coronajahr – rund 265 Fehltage je 100 Versicherte. Im Vergleich zu 2010 sei dies eine Zunahme um 56 Prozent.[12]

Wenn es nicht der richtige Moment ist

Was das Thema Outing angeht: Mach es nur, wenn du dir sicher bist, wenn du das Gefühl hast, »Jetzt ist der richtige Moment«, und wenn du dir über die möglichen Konsequenzen im Klaren bist. Grundsätzlich zwingt dich niemand, dein Innerstes offenzulegen – schon gar nicht in der Arbeit. Wenn du zu dem Schluss kommst, dich nicht zu öffnen und deine Angststörung weiter geheim zu halten: Auch okay. Für diesen Fall habe ich einige Ideen, wie du dennoch mit deinem Angst-Thema im Job weiterkommen kannst.

1. Zunächst habe ich eine gute Nachricht für dich: Wusstest du schon, dass du viel mehr Energie hast als die meisten anderen? Wie ich darauf komme?

---

[12] https://www.dak.de/dak/bundesthemen/psychreport-2429400.html#/

3 Angst im Job-Kontext

Weil es wahnsinnig viel Kraft kostet, eine Angststörung zu haben. (Hört sich komisch an, ist aber so.) Körperlich und mental. Diese auch noch geheim zu halten oder sie zu kompensieren, kostet, wie schon erwähnt, noch mehr Energie. Diese Energie ist deine Ressource. Wie wäre es, wenn du sie oder auch nur einen Teil in etwas anderes als in deine Angst und alles was dazugehört stecken könntest? Was könnte das sein? Gibt es etwas, das du eigentlich schon immer machen wolltest? Wer könnte dich dabei ermutigen? Gibt es Menschen in deinem Umfeld, die es insgeheim gut finden, dass dich deine Angst bremst? Gibt es auch eine positive Funktion deiner Angst im Job?

Was du tun kannst, um in Kontakt mit deiner Angst-Energie und dem möglichen anderen zu kommen:

- Suche ein Symbol (Stein, Stoff, Holz, eine Karte, eine Feder oder ein sonstiges Ding), das für deine Angst-Energie steht, und eines, das für das andere stehen könnte – auch wenn du noch gar nicht weißt, was es sein könnte. Platziere die Angst und das andere an einem Ort, der für dich Sinn ergibt. (Die Angst im Vordergrund, das andere versteckt im Hintergrund.) Lass sie dort stehen und nimm dir immer mal wieder die Zeit, sie genau anzuschauen und über sie nachzudenken. Macht es Sinn, dass sie dort so stehen? Oder wie wäre es, wenn ich sie anders anordne, wenn ich das andere zum Beispiel mehr in meine Nähe hole?

3.3 Wie du deine Angst im Job-Kontext integrieren kannst

Wenn ich dem anderen einen kleinen Tempel baue, mit Blumen, einer Kerze etc.? Wie fühlt sich das an?

- Wem das zu freakig erscheint, kann auch Folgendes machen: Ein weißes Blatt Papier an die Wand hängen. Darauf »das andere« schreiben und immer wieder ganz intuitiv und assoziativ Wörter, Sätze oder Zeichen dazuschreiben, die dir gerade dazu einfallen. So entsteht mit der Zeit vielleicht eine Idee von dem anderen, wie es sich anfühlen könnte und ob es sich lohnt, die Energie, anstatt in die Angst, in etwas Neues zu stecken.

2. Halte ein Wochenmeeting mit deiner Angst ab! Triff dich einmal pro Woche (bei Bedarf auch weniger oder häufiger) mit deiner Angst und nimm dir die Zeit, dich mit ihr über berufliche Aspekte auszutauschen. Wie das gehen soll? Am besten, wenn du es so authentisch wie möglich gestaltest. Das heißt: Räume dem Meeting einen Termin inklusive Datum und Uhrzeit (Start + Ende) in deinem Kalender ein. Die Dauer bestimmst du. Wo ihr das Meeting abhaltet, ist auch dir überlassen. Der Ort sollte allerdings einen gewissen offiziellen Touch haben, also vorzugsweise sollte es sich nicht um dein Bett handeln. Und dann: Beginne eine Art Zwiegespräch mit deiner Angst. Das muss nicht ein wirkliches Gespräch sein, es sei denn, du möchtest das. Es kann auch nur in deinen Gedanken stattfinden, du kannst es aufschreiben oder – wenn du das magst – zeichne

deine gesprochenen Gedanken als Audiodatei mit dem Handy auf.

Worum es in dem Meeting gehen kann? Was ist in der letzten Woche – oder in der letzten Zeit – zwischen euch vorgefallen? Gab es irgendwelche Zwischenfälle, also Momente, in denen die Angst besonders groß war und dich besonders gebremst hat? In welchem Kontext ist das passiert? Warst du sehr gestresst? Was hat die Angst in diesem Moment zu dir gesagt? Was antwortest du ihr? Überhaupt: Was möchtest du ihr mitteilen? Was wäre ein Wunsch von dir, wie ihr in der kommenden Woche gut miteinander auskommen könntet? Hast du einen Impuls, der Angst gegenüber etwas zu verändern, etwas Neues auszuprobieren?

Es wäre gut, wenn du ein kleines Protokoll eures Meetings anlegst, das du archivierst und auf das du jederzeit zurückgreifen kannst. Erstens hilft es zu sehen, wie dein Archiv nach einer gewissen Zeit umfangreicher wird, du Routine im konstruktiven Umgang mit ihr entwickelst. Zweitens kann es vor allem in schwierigen Situationen, in denen sich die Angst besonders breitmacht, helfen, noch mal deine Gedanken zu einer ähnlichen Situation nachzulesen.

Wem das zu viel ist, der kann alternativ auch ein wöchentliches Summary schreiben, in dem man kurz festhält, welche Rolle die Angst im Job in dieser Woche gespielt hat, wo und wann sie sich bemerkbar gemacht hat. Wichtig auch hier: Einen Ordner (analog oder digital) anlegen und die Zusammenfassungen sammeln.

3.3 Wie du deine Angst im Job-Kontext integrieren kannst

Was das überhaupt bringen soll?

Die Idee dahinter ist mal wieder, dass du ein Ritual hast, um mit deiner Angst im Job-Kontext in Kontakt zu sein.

Und wem das alles zu viel oder vielleicht auch zu blöd ist: Ein Ritual könnte auch darin bestehen, der jeweiligen Arbeitswoche im Kalender bezüglich deiner Angst ein Symbol, eine Zahl im Sinne einer Note oder eine Farbe zu verpassen. Oder auch einen Song, der dein »Angstgefühl der Woche« gut widerspiegelt, den du dir zum Abschluss der Woche in Ruhe anhörst.

3. Achtung, für Fortgeschrittene: Gründe eine Gruppe, in der ihr das Scheitern feiert. Nach dem Motto: Wenn das Arbeitsklima bzw. die Vorgesetzten keine Schwächen zulassen, räumen wir unseren Schwächen eben selber einen Platz ein.

Entweder du findest tatsächlich Arbeitskolleg:innen, mit denen du dich in regelmäßigen Abständen auf einen »Versager:innen-Kaffee«, ein »Schuss-in-den-Ofen-Date« oder einen »Schwachmat:innen-Schnack« triffst. Alternativ suchst du im Freundes- oder Bekanntenkreis nach Mitstreiter:innen. Wichtig: Eure Treffen müssen sich durch bestimmte Rituale bzw. Regeln von der normalen Kaffeepause, vom beruflichen Stammtisch oder von einem Treffen mit Freund:innen unterscheiden. Eine der Regeln könnte zum Beispiel darin bestehen, dass nur teilnehmen darf, wer eine persönliche Story des Scheiterns aus dem Job-Umfeld mitbringt und auch erzählt. Bei jedem Treffen könnte die schönste Looser-Story per Abstimmung gewählt und die Schwachmat:innen-Queen gekürt werden. Hier sind deiner Fantasie keine Grenzen gesetzt – vom eigenen Social-Media-Account mit Videos der Geschichten über das Vernetzen mit anderen Organisationen bis hin zu größeren Events.[13]

Was das bringen kann?

In einem Arbeitsumfeld, das keine Schwächen zulässt – vor allem in besonders hierarchisch strukturierten –, fühlst du dich oft ohnmächtig, hast das Gefühl, nichts ändern zu können. Indem du das Thema selber in die Hand nimmst, dir Gleichgesinnte suchst und es auf komische, kreative Art und Weise ins Spiel bringst, kannst du dir ein Stück Selbstwirksamkeit zurückerobern. Dieses gemeinsam erlebte Gefühl des Tätigseins kann dich sehr stärken und dir die Sicherheit geben, die du bisher vermisst hast. Natürlich geht all das nur mit den richtigen Kolleg:innen, Bekannten oder Freund:innen. Aber stell dir nur mal vor, wie es wäre, wenn euer »Club der Versager:innen« Schule machte und deine Organisation so ein Format womöglich in firmeninterne Strukturen integrieren wollte. Und wenn nicht, ist es eben auch gut.

---

[13] Nach einem ähnlichen Konzept werden weltweit die sogenannten FuckUp-Nights veranstaltet. Hier kann man vor einem Publikum aus Fremden eine persönliche Geschichte des Scheiterns aus dem beruflichen Kontext erzählen. Siehe auch: www.fuckupnights.com.

3.3 Wie du deine Angst im Job-Kontext integrieren kannst

»Soll ich kündigen oder nicht?« – Auch so eine Frage, die mir in Karriere-Coachings mit Angst-Kontext oft begegnet und die nicht mal eben zu beantworten ist. Worauf ich meine Klient:innen immer hinweise: Wenn du deinen Job kündigst und dein altes Umfeld verlässt, lässt du deine Angst nicht dort zurück, sondern nimmst sie mit – denn sie ist ja ein Teil von dir. Ein neuer Job wird also an deiner Angst- und/oder Panikstörung nichts verändern. Es kann lediglich sein, dass du in deiner neuen Position von Menschen umgeben bist, die dir die benötigte psychologische Sicherheit geben, die nötig ist, um mutig zu sein, um zu dir als Gesamtkunstwerk mit deinen Stärken und deinen Schwächen zu stehen.

Das Angst-Outing – Dos und Don'ts

Dos

- Oute dich testweise schon mal im Vorfeld vor einer:m Freund:in oder sympathischen Kolleg:in.
- Sei auf eine seltsame, hilflose oder sogar negative Reaktion vorbereitet. (Das heißt ja nicht, dass es dann auch so kommen muss.)
- Sei dir sicher, dass ein Outing JETZT angebracht ist und deine Situation auf welche Weise auch immer positiv verändert.

Don't

- Rechne nicht automatisch mit Verständnis.
- Oute dich nicht spontan – ohne eine Art von Netzwerk bzw. Begleitung im Rücken.
- Benutze dein Outing nicht als »Entschuldigung« für das, was du nicht kannst. Betone stattdessen, dass du einfach nur ehrlich und authentisch sein möchtest und denkst, dass du dich auf dieser Basis auch mehr einbringen kannst.

4
Beziehungen

4.1 Von Beziehungsangst und Angstbeziehungen

Ich war fünfzehn und meine beste Freundin Ewa ein Jahr jünger als ich. Meine Mutter und ihr Freund hatten sich erbarmt, mit uns pubertären Superhirnen zusammen in den Urlaub zu fahren, obwohl wir das total uncool fanden und so taten, als wären die Erwachsenen gar nicht dabei. Immerhin hatten wir sogar ein eigenes Apartment, das ein paar Straßen entfernt von der elterlichen Wohnung lag, und eigene Mopeds, mit denen wir die griechische Insel Kos abgrasen konnten. (Im Nachhinein betrachtet: ziemlich cool.)

Ewa war, was die Erregung von Aufmerksamkeit bei dem anderen Geschlecht anging, sehr viel fortgeschrittener als ich und hatte die Idee, dass wir doch mit unseren Mopeds (in besonders kurzen Röckchen) und mit wehendem Haar beim Militär vorbeifahren könnten, um den Soldaten zu winken. Mal sehen, was passiert. Es passierte nichts. (Zum Glück.) Und das, obwohl Ewa für unsere Tour extra noch ihre Strapse angelegt hatte. Wobei man hier sagen muss: Es handelte sich dabei um punkige, schwarze Strapse, die eher an Pippi Langstrumpf erinnerten als an ein sexy Dessous.

Wild, verwegen, ungewöhnlich

Wir fühlten uns witzig, frei und ein wenig verrucht – und das war die Hauptsache. Abends tranken wir Dosenbier am Hafen, rauchten Zigaretten und ärgerten »die Schweden«, eine besonders blonde und in unseren Augen bürgerliche Familie aus Skandinavien, die neben uns wohnte und in deren Apartment wir allen Ernstes einbrachen, um dort auf sämtlichen Möbeln und Produkten Barbie-Aufkleber zu verteilen, um sie zu erschrecken.

Mein Freiheitsgefühl mit Ewa war unbeschreiblich schön. Es fühlte sich wild, verwegen und ungewöhnlich an. Doch was mich anging, war dieses Gefühl beschränkt. Solange es darum ging, mit Ewa wild durch die Gegend zu gurken, Bier zu trinken, zu rauchen und bis zum Morgengrauen zu philosophieren, in Cafés oder am Strand abzuhängen, Musik zu hören, zu tanzen oder einfach nur zu spinnen – war ich ganz und gar dabei.

Sobald es aber darum ging, sich ernsthaft Gedanken über Jungs zu machen, geschweige denn die Absicht, mit diesen in irgendeiner Form zu fusionieren, war bei mir der Ofen aus. Innerlich. Nach außen ließ ich mir das kaum anmerken. Schließlich wollte ich auch hier die coole, lässige und unerschrockene Fuzzi mimen.

4 Beziehungen

Angst vor der Realität

Doch in mir drinnen war eine Stimme zu hören, die sagte: »Lass dich bloß nicht auf die Liebe und diesen ganzen Kram ein. Das bringt nur Ärger, wie du weißt...«. Das unterschied mich von Ewa und vielen anderen in meinem Alter. Im Urlaub spiegelte sich das auch in unseren Urlaubslektüren wider. Ewa las Erica Jongs *Angst vorm Fliegen*, was vor allem meine Mutter beunruhigte, und irgendeinen autobiografischen Bericht eines britischen Mick-Jagger-Groupies. Ich las Hermann Hesse. *Unterm Rad*, *Demian* und *Narziss und Goldmund*. Während Ewa Pläne schmiedete, wie sie in Liebesdingen das nächste Level – was auch immer das war – erreichen konnte, verlegte ich mich mehr und mehr auf das Gebiet der »Liebe in Gedanken« – meine Strategie, um reale Begebenheiten zu vermeiden, sie aber dennoch auf eine andere Art zu durchleben, zu träumen. Mir und meinem Umfeld verkaufte ich mein Desinteresse an echten Kontakten zu Jungs/Männern als Unabhängigkeitsdrang und Wille zum Anderssein (»Bloß keine spießige Zweisamkeitsidylle!«), was sich unter dem Punk-Label auch ganz gut argumentieren ließ. Dass es aber eigentlich meine Angst war, die es

> DASS ICH ANGST VOR DER REALITÄT HATTE, HIESS NICHT, DASS ICH MIR NICHT ALLES MÖGLICHE VORSTELLEN UND DABEI INTENSIVE GEFÜHLE HABEN KONNTE.

unmöglich machte, mich dafür zu interessieren, war vielleicht nicht mal mir zu diesem Zeitpunkt klar.

Wie die Liebe in Gedanken funktionierte? Einerseits

durch Träumen, inspiriert von Literatur und Filmen. Mit fünfzehn fing ich zum Beispiel an, mich für die Filme der Nouvelle Vague zu begeistern. Mein Lateinlehrer, Herr O., ein schlauer und irgendwie außergewöhnlicher Typ, in den ich natürlich platonisch verliebt war, hatte mich auf den Trichter gebracht. *Außer Atem* von Jean-Luc Godard hatte es mir besonders angetan, oder besser gesagt Jean Paul Belmondo in seiner Rolle des Kette rauchenden, Grimassen schneidenden und lässige Sportwagen fahrenden Michel – an der Seite der unfassbar coolen und schönen Patricia, dargestellt von Jean Seberg. Michel Poignant – Typen wie ihn fand ich sexy. Nur gab es sie nicht in echt. Zumindest nicht in meinem Umfeld. Und genau darin bestand mein Trick. So konnte ich immer sagen »Ich bin in die falsche Zeit hineingeboren worden. Männer, die mir gefallen, gibt es heutzutage nicht mehr.«

Gleichgesinnte

Bis ich irgendwann herausfand, dass es sie doch gab. Menschen, die zumindest genauso fasziniert von dem Flair der Nouvelle Vague und Ähnlichem waren wie ich, die die Ästhetik der 1990er-Jahre als so hässlich empfanden wie ich, sich dementsprechend anders kleideten und einrichteten, sich in einer Art Retro-Welt austobten. Allerdings keineswegs in einem eskapistischen Sinne, sondern mit Bezug zur Gegenwart, politisch engagiert, laut, links und meinungsstark. Die Szene, die ich hier meine, ist die Hamburger Musikszene der 1990er-Jahre um Bands wie *Die Goldenen Zitronen, Die Mobylettes, Die Braut haut ins Auge, Die Sterne, King Rocko Schamoni* und später *Blumfeld*. Meine »Liebe in Gedanken« richtete sich von da an nicht mehr so sehr auf fiktive Figuren aus Filmen, sondern immerhin auf ein real existierendes Ding namens Hamburger Schule.

Ich kleisterte mein Zimmer mit Bandplakaten zu und verfolgte alles über die Hamburger Szene, was ich zwischen die Finger kriegen konnte. In Zeiten, in denen es noch kein Internet gab, war das mit ziemlichem Aufwand verbunden: Ich besorgte mir jede Ausgabe der Musikzeitschrift *Spex*, stöberte in alternativen Buch- und Plattenläden nach den einschlägigen Fanzines, nahm entsprechende Musiksendungen im Fernsehen auf – *Off beat* auf *Tele 5* –, ging auf Konzerte besagter Bands und ich abonnierte allen Ernstes das Hamburger Stadtmagazin *Szene Hamburg*. München fand ich zum Kotzen und in Gedanken lebte ich längst in Hamburg. Eine praktische Konstruktion, etwas in der Ferne anzuhimmeln, wenn man Angst vor zu viel Nähe hat. Jungen aus meinem Schulumfeld hatten jedenfalls nicht die geringste Chance gegen die coolen Musiker aus Hamburg, die ich ja nicht einmal persönlich kannte.

Das sollte sich bald ändern. Denn irgendwann fand ich, dass ich einen Schritt weitergehen könnte. Viele der Hamburger Bands legten es geradezu darauf an, mit ihren Fans in Kontakt zu treten, indem sie ihre Adressen, teilweise sogar ihre Telefonnummern auf den Cover oder Umschlägen der Platten hinterlie-

4.1 Von Beziehungsangst und Angstbeziehungen

ßen. Unfassbar. Irgendwann nahm ich mir ein Herz und schrieb einen Brief an eine kleine, unbekanntere Band aus dem Hamburg-Umfeld, die ich klasse fand und bei der meine Chancen, eine Antwort zu bekommen, größer waren als bei den bekannteren Bands. Und siehe da, eines Tages flatterte ein Brief aus Hamburg bei mir rein. Drei Seiten, beidseitig beschrieben, gezeichnet von der Schlagzeugerin der Band. Sie könne verstehen, dass ich München schlimm fände, sie habe eine Freundin gehabt, die von Hamburg nach München gezogen sei und sich von da an nur noch in Schickimicki-Kreisen bewege. Die wichtigste Info: Bald gingen sie auf Tour, kämen auch nach München und sie würden sich freuen, mich kennenzulernen. Außerdem waren noch Postkarten und Fotos der Band dabei.

Ich war außer mir. Es fühlte sich für mich an, als wäre ich mit Hamburg zusammen. Mit diesem Gefühl zumindest. Ich wollte unbedingt Teil dieser Welt sein – vielleicht ja auch doch nicht nur in Gedanken. Und jetzt, bildete ich mir ein, war ich einen entscheidenden Schritt weiter. Ich schrieb zurück und fügte eine kleine selber ausgedachte und geschriebene Geschichte hinzu, über ein Mädchen, das den Buchstaben B ablehnt. Mein Herz sprang vor Freude, als mir daraufhin der Sänger der Band antwortete. Er fände die Geschichte klasse und ich solle mich melden, wenn ich mal in Hamburg sei. Wenn der wüsste, dass ich erst fünfzehn bin, dachte ich mir und beschloss, diese Tatsache unter den Tisch fallen zu lassen. Denn er war dreizehn Jahre älter.

An die Stelle meiner sehnsüchtigen Fantasien trat ein neuer Plan: Wenn überhaupt so etwas wie eine Liebesbeziehung, dann nur mit diesem Mann. Ich zog ihn durch, meinen Plan. Der Musiker und ich entwickelten im Laufe der Zeit eine intensive Brieffreundschaft, er schickte mir seine Gedichte, ich ihm meine Geschichten, wir schrieben uns, was so passiert und was wir gerade lasen und hörten. Ab und zu telefonierten wir, was für mich schon Tage vorher Grund zur Aufregung war. Ich log meine Mutter an und erzählte ihr, dass ich mit einer Freundin in Freiburg bei ihren Verwandten sei. In Wirklichkeit war ich alleine in Hamburg, wohnte bei irgendeiner Cousine einer anderen Freundin und hing mit den Hamburger Musiker:innen in irgendwelchen Wohnungen oder Kneipen ab. Das ging circa zwei Jahre so, bis ich siebzehn war. In Hamburg schätzte man mich ein paar Jahre älter ein, was ich bewusst nicht aufklärte.

Mein Kartenhaus fiel in dem Moment zusammen, als es tatsächlich ernster wurde mit mir und dem Musiker, als mein Plan drohte, Wirklichkeit zu werden. Denn irgendwann kamen wir uns näher, der Musiker und ich. Unsere Körper, in der Wirklichkeit. Ich in Hamburg, in einer Wohnung mit ihm. Frühstücken, Leute treffen, Essen gehen, kochen, fernsehen und natürlich Sex. Das alles überforderte mich dermaßen, dass sofort altbekannte Ängste »Hallo« sagten. Mir war ständig übel, mein Hals war mal wieder wie zugeschnürt, sodass ich nichts runterbekam, und ich verstummte, weil mir alles so unangenehm war. Ich konnte kaum noch etwas sagen, fühlte mich gefangen im Würgegriff meiner Ängste. Irgendwann saß ich nur noch relativ regungslos und frierend auf dem Sofa. Mein Traum, auf den ich jahrelang hingewirkt hatte, war zerplatzt. An der Realität und an meiner Unfähigkeit, mich dem Musiker gegenüber zu öffnen, ehrlich zu sein.

»Ich habe mich in dir getäuscht«, sagte er irgendwann. »Ich dachte, du wärst freier, als du es anscheinend bist.« Wir saßen in einer Bar im Hamburger Schanzenviertel, tranken Bier und am nächsten Tag fuhr ich wieder zurück nach München. Es dauerte noch eine Weile, bis ich verstand, dass diese Liaison zu Ende war, bevor sie überhaupt richtig begonnen hatte. Zu diesem Zeitpunkt war mir noch nicht klar, wie unsexy es war, dass ich meinen ängstlichen Anteil nicht einfach zeigte. Doch mit siebzehn und keinerlei Erfahrung auf diesem Gebiet, hatte ich auch Angst, dass ich damit alles kaputt machen könnte. Außerdem schämte ich mich dafür, so komisch zu sein. Anders, als ich nach außen vorgab.

Ich wollte an der Geschichte mit dem Musiker festhalten und wagte mich sogar noch einmal nach Hamburg. Eine Reise, die sich als großer Fehler herausstellte, weil der Musiker mir seine neue Freundin vorstellte, in deren Wohnung ich auch noch eine Nacht mit den beiden im Nebenzimmer verbrachte. Jetzt war mein Hamburg-Desaster perfekt. Und natürlich sagte ich nicht, wie sehr mir das alles an die Nieren ging. Nach außen spielte ich die Coole. Wieder in München, fiel ich in ein zweiwöchiges Loch, eine depressive Starre. Ich blieb im Bett, ging nicht zur Schule, konnte kaum etwas essen und fühlte mich leer.

Als ich es wieder aus dem Bett schaffte, waren alle – vor allem meine Mutter – erleichtert, doch es folgte eine sehr schwierige Zeit, in der mir nicht nur die sehnsüchtige Aussicht auf einen Mann an meiner Seite fehlte, sondern mein ganzer Lebensinhalt war plötzlich mit etwas verbunden, was sofort Übelkeit in mir hervorrief. Ich konnte nicht mehr auf Konzerte gehen, geschweige denn Musik besagter Bands hören, ich wollte nichts mehr von Hamburg wissen, vermied alles, was auch nur ansatzweise damit zu tun hatte. Eine Zeitlang wusste ich nicht, mit was ich mein Leben stattdessen füllen sollte. Für Männer interessierte ich mich erst mal gar nicht mehr. Erst mal hieß für die nächsten zwei Jahre oder sogar noch länger. Zu groß war meine Angst, nochmal (an der Realität) zu scheitern.

Aus heutiger Perspektive handelte es sich hier um meine erste depressive Episode, die natürlich Hand in Hand mit meiner Angststörung ging.

Mein Plan, nach der Schule nach Hamburg zu gehen, hatte sich zerschlagen. Ich blieb in München, was ich eigentlich nie wollte und suchte mir eine Mitbewohnerin, die so gar nichts mit Hamburg und Musik zu tun hatte. Um mich herum waren alle in Beziehungen, mehr oder weniger glücklich. Ich stürzte mich in meine Praktika und manchmal auch in mein Studium. Als ich mich von Hamburg einigermaßen erholt hatte, ließ ich mich hier und da auf bedeutungslose Affären ein. Ich hatte immer was am Laufen, aber nie etwas Ernstes. Denn die Stimme in meinem Inneren sagte jetzt: »Du kannst keine Beziehung haben, bist nicht dafür gemacht. Du schaffst das nicht, das hast du ja schmerzhaft erlebt.«

Meine Beziehungsangst, die ja im Grunde auch eine Verlustangst war, manifestierte sich zu dieser Zeit in folgendem Muster: Ich trat als lustige, coole und selbstbewusste junge Frau auf, begeisterte mit dieser Art den ein oder anderen Mann, mit dem ich dann etwas anfing, bis dieser merkte, dass irgendetwas mit mir nicht stimmte, weil ich ja gar nicht so war, wie es schien. Die Männer kamen und gingen. Wenn sie nicht gingen, war ich es, die die Flucht ergriff. Ich fühlte mich als Opfer und verstand nicht, warum ich immer an die Falschen geriet. Ich konnte es auch gar nicht verstehen, weil ich damals nicht einmal ehrlich zu mir selbst war. Und wie sollte ich Männern gegenüber ehrlich mit meinen Ängsten umgehen, wenn ich das nicht einmal mir selbst gegenüber konnte? Ich redete mir ein, auf der Suche nach einer festen Beziehung zu sein. Die Wahrheit war, dass ich das auf gar keinen Fall wollte. Denn das hätte bedeutet, das Versteckspiel aufzugeben und alle Masken fallen zu lassen. Ein Schritt, den ich damals noch nicht gehen konnte.

Brieffreundschaften

Stattdessen stürzte ich mich schon wieder in eine Brieffreundschaft der speziellen Art. Eine Verbindung, die zwischen platonischer Liebe und romantischem Begehren oszillierte. Und das über viele Jahre. Julian kannte ich über gemeinsame Schulfreunde und seit unserem ersten Treffen war zwischen uns eine magische Anziehung zu spüren. Körperlich und geistig. Weil ich seinerzeit ja schon mit Hamburg zusammen war, wollte und konnte ich dieser realen Zuneigung zu ihm nicht nachkommen. Wir trafen uns immer mal wieder und fanden uns toll. Dann ging er nach England zum Studieren und wir verloren uns aus den Augen. Bis wir uns eines Tages zufällig im Treppenhaus meines Germanistischen Instituts in München über den Weg liefen. Kein Zufall, fanden wir beide. Julian war nur kurz zu Besuch bei seiner Mutter in München, am nächsten Tag ging es zurück nach England. Von da an schrieben wir uns fast täglich E-Mails. Erzählten, was so passierte, philosophierten, schickten uns per Post Bücher hin und her. Er schrieb mir zig Postkarten, romantisch angehaucht zum Valentinstag oder von seinen Reisen durch Südamerika. Irgendwann wollte Julian, dass ich ihn besuche, was ich mich nicht traute. Warum auch? Es war für mich und meine Angst ja genau so perfekt. Wieder einmal erfüllte diese Art der »Liebe in Gedanken« genau das, was ich wollte: Sehnsucht. Und damit verbunden: Sicherheit, weil ich diese »Beziehung« vom Schreibtisch aus fantasieren konnte und mich in keinster Weise wirklich bewegen musste.

Doch nach eineinhalb Jahren wagte ich mich schließlich doch zu ihm nach Oxford. Es fühlte sich ähnlich an, wie mein Trip nach Hamburg. Mir war ständig übel, ich fühlte mich unwohl an diesem wunderschönen, aber auch Ehrfurcht einflößenden Ort inmitten all der superschlauen, engagierten Student:innen. Wieder konnte ich kaum etwas essen, fühlte mich irgendwie versteinert. Das übliche Programm lief ab. Ich konnte nicht darüber reden, wie ich mich fühlte, und muss einen seltsamen Eindruck auf Julian gemacht haben, der mir ständig Friedrich Nietzsche und Walter Benjamin vorlas. Wir gingen spazieren, zu einem Konzert in die Christ Church Cathedral – alles sehr schön, aber nicht das, was ich mir ausgemalt hatte. Aber was hatte ich mir eigentlich wirklich ausgemalt – außer, dass meine Angst vermutlich wiederkommen würde? Und: Was wollte Julian eigentlich von mir? Das war nicht herauszufinden – auch nicht, als ich ihn in einem meiner mutigen Momente einfach mal fragte.

Das Bemerkenswerte an unserer Geschichte: Es ging lange Zeit so weiter. Immer wieder flackerte es auf, ebbte dann etwas ab, um nach einer Weile wieder zu lodern. Man musste nur mit bestimmten Zutaten – meistens Literatur – die Flamme entfachen und schon ging es wieder los. Vermutlich war es deswegen so reizvoll, weil es immer im Unklaren, Unerreichten und Undefinierbaren blieb. Dass es nicht rein platonisch war, unser Tête-à-Tête, stellte sich ausgerechnet einen Abend vor meiner mündlichen Magisterprüfung heraus. Julian war zu Besuch in München, kam zu mir, wir tranken viel Wein und landeten zur Abwechslung mal wirklich im Bett. Meine mündliche Prüfung am nächsten Morgen war für mich nur noch ein Klacks, den ich mit Dauergrinsen im Gesicht und Restalkohol im Blut mit Bravour meisterte.

4 Beziehungen

Endlich ernst?

Aus Julian und mir wurde nie mehr. Als ein neuer Mann in mein Leben trat, mit dem es zum ersten Mal wirklich ernst war, verlor dieses Konstrukt für mich seinen Reiz. Ich war Ende zwanzig, beendete mein Volontariat beim Bayerischen Rundfunk und befand mich seit zwei Jahren in Therapie, arbeitete mit meiner Therapeutin neben meiner sozialen Angst auch an meiner Beziehungsangst bzw. meiner Verlustangst. Dank ihr begann ich daran zu glauben, dass man auch mit Angst in eine Beziehung gehen kann – solange man ehrlich mit sich, dem:der Partner:in und der Angst umgeht. Und so ergab es sich, dass ich während meiner Therapie Rafael kennenlernte. Er arbeitete wie ich beim BR, allerdings als Soundproduzent, also auf Produktionsseite und buchte mich immer mal wieder als Sprecherin. Ich im Studio vor dem Mikrofon. Er hinter der Glasscheibe, lauschend, korrigierend und Anweisungen erteilend. »Mehr lächeln!«, »Jetzt sexier, bitte!«. Eine sehr intime Angelegenheit. Ich mochte ihn von Anfang an, weil er so anders war als alle anderen. Ich lud ihn zur Abschlussfeier meines Volontariats ein, er kam und an diesem Abend ergab es sich, dass wir gegen Ende der Party gemeinsam das Licht ausmachten. Was dann folgte, war aber erst mal alles sehr vorsichtig: Ein behutsamer, fast unaufgeregter Kuss, was mir gut gefiel, weil es sich anders als sonst anfühlte. Und siehe da, am nächsten Tag meldete er sich per SMS, um mir mitzuteilen, wie schön er es fand, verbunden mit der Frage, ob wir uns bald wieder sähen.

4.1 Von Beziehungsangst und Angstbeziehungen

Zum ersten Mal in meinem Leben lief der Prozess des sich Kennenlernens normal ab. Damit meine ich, dass weder abgedrehte Briefe im Spiel waren, noch spielte die Ferne eine Rolle. Es gab von vorneherein keine Spielchen, alles war echt und real. Da Rafael in psychischer Hinsicht zwar anders, aber ähnlich (vor-) belastet war wie ich, machte es mir plötzlich nichts mehr aus, mich zu öffnen, mit ihm über alle meine Ängste und über meine Scham zu reden und mich dabei auch noch okay zu fühlen. Ich konnte es fast nicht glauben, dass mich jemand trotz meiner »Störung« wollte. Dabei wollte ich ihn ja auch trotz oder eben wegen seiner sämtlichen Themen, die teilweise noch schwerer waren als meine.

> **ZUM ERSTEN MAL IN MEINEM LEBEN LIEF DER PROZESS DES SICH KENNENLERNENS NORMAL AB.**

Es war schnell klar, dass wir zusammen waren, wir lernten uns immer besser kennen und zum ersten Mal hatte ich auch keine Probleme mehr beim gemeinsamen Essen, beim Essengehen oder in gesellschaftlichen Runden. Ich hatte das Gefühl, erstmals nicht mehr mit meiner Angst zusammen zu sein. Die erste kleine Krise entstand, als Rafael entschied, zum Studieren nach Basel zu gehen. Ironischer ging es kaum, denn dieses Mal wollte ich alles andere als eine Fernbeziehung. Nach einem guten Jahr fand ich einen interessanten Job in Basel, folgte Rafael und wir zogen in eine schöne Wohnung, wo wir es uns mit Katze gemütlich machten.

Zu viel Sicherheit

Gemütlich ist das Stichwort. Denn wir machten es uns etwas zu gemütlich. Weil wir beide nach etlichen Beziehungspleiten so froh waren, einander zu haben, vermieden wir es, dieses Glück auch nur ansatzweise infrage zu stellen oder gar in Gefahr zu bringen. Aus Angst davor, den:die andere:n zu verlieren. Und aus Angst davor, uns gegenseitig zu verletzen. Während Rafael mit Anfang dreißig noch mal zum Studenten wurde, von Teenies umgeben war und sich mit Jobs hier und da durchschlug, ging ich jeden Tag von 9 bis 5 in meinen Verlag und verdiente das erste Mal in meinem Leben richtig viel Geld und hing mit Leuten aus der Kreativszene herum. Was unsere Freundeskreise anging, gab es nicht viele Überschneidungen. Wir ließen uns die nötigen Freiräume und überhaupt ließen wir uns in Ruhe.

Im Nachhinein betrachtet, war unsere Beziehung sehr kindlich und gleichzeitig sehr altbacken. Wir nannten uns gegenseitig »Schmusi«. Interessant zwar, dass wir beide denselben Kosenamen hatten, dennoch war es auf Dauer nicht gerade sexy, ein:e »Schmusi« zu sein. Wir waren wie zwei Kinder, die sich gefunden hatten, um einander zu schützen. Um einander Sicherheit und Stabilität zu geben. Um mit all unseren Themen besser klarzukommen und nicht alleine zu sein. An sich keine schlechte Idee. Doch wenn das Schutzbedürfnis und die Verlustangst auf beiden Seiten so groß sind wie in unserem Fall, ist es fast unmöglich, sich gemeinsam etwas zu trauen, neue Wege zu gehen, sich gemeinsam weiterzuentwickeln oder einfach mal etwas

Wildes zu wagen. Dass ich kein Kind mit Rafael haben wollte, wusste ich. Das lag zum einen daran, dass ich meine Gene nicht weitergeben wollte. Zum anderen lag es aber auch daran, dass ich Panik davor hatte, als Verdienerin in dieser Beziehung auf ihn angewiesen zu sein. Zusammengefasst könnte man es auch so ausdrücken: Ich wollte als gefühltes Kind kein Kind mit einem anderen Kind.

Ende der Idylle?

So lauschig wir es uns auch eingerichtet hatten in Basel, eines Tages kam ich zu dem Schluss, dass ich zurück nach München wollte. Rafael nicht. Wir beschlossen, dass er nach einem Jahr nachkäme und wir uns in München aber schon mal eine neue gemeinsame Wohnung suchten. Ich fand sofort eine tolle Wohnung und einen neuen Job, Rafael kam nach einem Jahr nach und wir lebten unsere Schmusi-Idylle weiter – nur in anderen vier Wänden und auf ausgewogenerer Basis, da Rafael jetzt dank eines guten Jobs finanziell auf eigenen Beinen stand. Bis nach einem halben Jahr die Bombe platzte: Rafael wollte mich verlassen, hatte sich in eine andere Frau verliebt und es gab von seiner Seite aus keine Chance, über irgendetwas nachzudenken, geschweige denn, es noch mal zu probieren. Während wir uns acht Jahre lang nie ernsthaft als Paar infrage gestellt hatten, weil wir beide nie gelernt hatten, wie konstruktives Streiten geht, war jetzt alles von heute auf morgen aus, vorbei und sense.

Zunächst war es sehr hart für mich, doch schon bald konnte ich den Sinn hinter der Trennung selber erfahren: Ich fühlte mich so lebendig und frei wie schon lange nicht mehr. Mir wurde klar: Für das Leben, das ich mir mit Rafael aufgebaut hatte, waren wir beide (37) zu jung. (Wobei ich mich frage, ob man jemals das richtige Alter für eine unbewegliche Beziehung, die keine Risiken zulässt, haben kann?) Die Angst, die wir zeitweise beide am meisten hatten – den anderen zu verlieren und dann hilflos zu sein –, hat geradewegs dazu geführt, dass wir einander tatsächlich verloren. Interessant, dass Rafael seine Angst anscheinend erst überwinden konnte, als er selber berufsmäßig im Leben stand. Macht Sinn, im Nachhinein.

Rein ins Glück!

Die Zeit, die nach der Trennung kam, war wunderbar. Ich holte nach, was ich viele Jahre vor meiner Beziehung verpasst hatte – wegen meiner sozialen Angst. Ich ging extrem viel aus, lernte neue Leute kennen und wärmte alte Freundschaften wieder auf, ich reiste in mein geliebtes New York, fuhr nach Hamburg (!), nahm an Pressereisen teil, ging alleine auf Konzerte, feierte Weihnachten mit meiner besten Freundin Verena in Kopenhagen, ließ mich treiben, wenn ich Lust hatte und fing wieder zu rauchen an. Ich wollte weder eine Beziehung noch wollte ich keine. Ich war zum ersten Mal frei, was das anging. Ich ließ die Dinge auf mich zukommen. Innerlich lächelnd. Dass ich so loslassen

4.1 Von Beziehungsangst und Angstbeziehungen

konnte, hatte ich auch den Tabletten zu verdanken oder meinem Glauben an sie. Damals nahm ich Citalopram, ein Antidepressivum aus der Gruppe der *Serotonin-Wiederaufnahmehemmer* (Glossar), das ich zu diesem Zeitpunkt zum Glück gut vertrug.

Neben all dem Partyleben, fing ich in der Zeit auch an, regelmäßig zum Yoga zu gehen, mich mit Meditation zu beschäftigen und die Natur als kräftigende Helferin an meiner Seite wahrzunehmen. Es war die Phase, in der ich meine Psychoanalyse bei Herrn P. machte. Eine meiner Visualisierungsübungen bestand darin, mir mein zukünftiges Leben so genau wie möglich auszumalen. Mit geschlossenen Augen. Meditativ. Immer wieder tauchte dabei das Bild eines Mannes mit Haus auf dem Land auf. Wilde Ländlichkeit, eher Hippiehausen, also das Gegenteil von gekämmter, bayerischer Spießigkeit. »Ich stelle mir einen Mann mit Land-Connection an meiner Seite vor«, erzählte ich meinem Therapeuten. Woraufhin er sagte: »Na, dann sind wir mal gespannt, wann der auftaucht, Frau Altemeier.«

Es dauerte nicht lange, bis er auftauchte. Oder besser gesagt, bis wir uns erkannten, denn wir kannten uns schon länger flüchtig über Freund:innen. An einem dieser Abende, an denen ich alleine unterwegs war und auf irgendeiner Bürgersteig-Party von Freund:innen hängen blieb, stand er plötzlich neben mir. Ich fand schon immer, dass er unfassbar gut aussah. Typ Jude Law. Dunkler Teint, auffallend schöne, grüne Augen, extrem schöne Hände und auch sein Stil faszinierte mich, weil er so sicher und für Münchner Verhältnisse dann doch ziemlich extravagant war. Paul hätte auch in Mailand, London oder Paris leben können. Er versprühte sofort etwas Kosmopolitisches und war der Typ von Mann, den ich schon immer gerne an meiner Seite gehabt hätte, von dem ich aber tief in meinem Inneren glaubte, dass er jemanden wie mich sowieso nicht wollen könnte. Der Knüller: Neben seinem Weltbürgertum war er auch noch tief auf dem Land verwurzelt, im Chiemgau, wo er auf einem Bauernhof aufgewachsen war.

Der Abend verlief drehbuchartig romantisch und pragmatisch zugleich. Wir zogen weiter von Laden zu Laden, unterhielten uns und kamen uns näher. Ich erinnere mich an diesen einen Moment, in dem ich auf einer Bank Platz nahm und Paul mich fragte, was er mir denn zu trinken bringen könne. Wie er sich an der Bar einreihte, bestellte und dann mit einem Getränk zurückkam – das war mein sogenannter Magic Moment und wie sich später herausstellte auch seiner. Das heißt, in diesem Moment hat es Klick gemacht und wir beide konnten uns zum ersten Mal vorstellen, so etwas wie ein Paar zu sein. Von da an ging alles sehr schnell. Je besser wir uns kennenlernten, umso mehr verliebten wir uns, und ich erinnere mich, dass ich damals mindestens für zwei Wochen vor Verliebtheit kaum noch fähig war zu arbeiten, klar zu denken. So hatte ich all das vorher noch nie erlebt. Es fühlte sich einfach nur richtig an. Meine Angst stand zu dem Zeitpunkt sehr im Hintergrund, weil ich damals noch Tabletten nahm. Dennoch erzählte ich Paul sehr schnell von meinen Ängsten und Panikattacken und dass ich Tabletten dagegen nahm, was ihn nicht davon abhielt, mich weiter

4.1 Von Beziehungsangst und Angstbeziehungen

zu mögen und sich weiter für mich zu interessieren. Eigentlich selbstverständlich, für mich aber dennoch überraschend erfreulich.

Als die erste, extreme Verliebtheit nach drei Monaten nachließ, unser Zusammensein verbindlicher wurde, es nichts mehr zu erobern gab, machten sich altbekannte Muster bei uns beiden breit und die erste handfeste Krise kam auf uns zu. »Ist es das jetzt wirklich?«, fragten wir uns. Beide nicht gerade die sichersten Typen auf dem Gebiet der Beziehungen. Beide mit Ende dreißg nicht mehr die Jüngsten. Beide wissend, dass es ganz schön ernst werden könnte, wenn wir uns jetzt wirklich aufeinander einließen. In dieser Phase hatten wir beide extreme Angst davor, unsere Freiheit aufzugeben.

Im Nachhinein betrachtet, war diese Krise zu diesem Zeitpunkt ziemlich gut. Wir schafften es irgendwie, vor allem aber, indem wir uns mit uns und unseren Ängsten und Themen beschäftigten, aus dem Tief heraus. Und dann ging alles in schnellem Tempo weiter. Nach eineinhalb Jahren war ich plötzlich mit vierzig Jahren schwanger, was uns beide überraschte und sehr freute. Als unser Sohn zur Welt kam und ein ganz neues Kapitel anfing, hatten wir immerhin schon im Vorfeld eine Krise gemeinsam gut bewältigt. Warum das wichtig ist? Weil das Elternsein einen als Frau, als Mann und als Paar vor ganz neue Herausforderungen stellt und es für die gemeinsame Bewältigung vorteilhaft ist, schon krisenerprobt zu sein. Wir kriegen das gut hin und ich schätze es sehr an unserer Beziehung, dass wir uns selber und das, was wir denken und tun, immer wieder hinterfragen, um eventuell zu neuen Einsichten zu kommen. Das ist besonders in schwierigeren Zeiten sehr hilfreich. Wenn es mal nicht so gut läuft, hilft es uns auch, unseren gemeinsam erlebten Magic Moment von damals wieder zu erinnern und gedanklich zu re-inszenieren.

Drei Jahre nachdem ich meine Tabletten ausgeschlichen hatte, kam meine Angst in Form von Panikattacken beim Einkaufen und Autofahren immer mal wieder bei mir vorbei. Doch in meiner Beziehung spielt sie heute nicht mehr die Rolle, die sie sonst immer gespielt hat: Ich kann heute Verantwortung für mich und andere übernehmen, das heißt, die Angst hält mich nicht mehr klein. Die Angst gestaltet nicht mehr meine Beziehung, sondern ich gestalte zusammen mit Paul und meinem Sohn unsere Beziehung – zu der unter anderem auch meine Angststörung dazugehört.

> **ICH KANN HEUTE VERANTWORTUNG FÜR MICH UND ANDERE ÜBERNEHMEN, DAS HEISST, DIE ANGST HÄLT MICH NICHT MEHR KLEIN.**

4.2 Facts – Beziehungsangst, Co-Abhängigkeit und Bindungsmuster

Atome verbinden sich zu Molekülen, Pilze und Bäume gehen symbiotische Lebensgemeinschaften ein, Pflanzen stehen in Beziehung zur Sonne, Kühe stehen in einer Beziehung zum Klimawandel. Oder wir Menschen: Wir bauen Beziehungen zu anderen Menschen, zu Tieren, Pflanzen, zu Orten oder gar zu Objekten. Denn ohne Bezugspunkte keine Selbstwahrnehmung und keine Identität. Verbindungen sind universell. Alles steht in Beziehung zueinander. Ohne Beziehungen gäbe es uns und unsere Welt nicht.

Wie sehr wir Menschen speziell auf soziale Beziehungen angewiesen sind, verdeutlicht, dass wir nach der Geburt ohne Kontakt zu Menschen nicht überlebensfähig sind. Berühmte Ausnahme: Kaspar Hauser, der abgeschieden von der Außenwelt und sich selbst überlassen zwar überlebte, aber verhaltensauffällig und isoliert war. Die Bindung zu festen Bezugspersonen ist für die gesunde körperliche, psychische und soziale Entwicklung eines Kindes essenziell. Aber nicht nur für Kinder – auch für Erwachsene sind soziale Kontakte für den Erhalt mentaler Gesundheit wichtig. Wie wichtig die soziale Komponente ist, wurde zuletzt durch die Corona-Pandemie und das damit einhergehende Social Distancing deutlicher denn je.

Der britische Kinderarzt, Kinderpsychiater und Psychoanalytiker John Bowlby und die kanadische Psychologin Mary Ainsworth entwickelten in den 1960er-Jahren die sogenannte Bindungstheorie. Diese brachte erstmals Ergebnisse der Entwicklungspsychologie und der Bindungsforschung zusammen. Ausgangspunkt ist die Annahme, dass es ein Grundbedürfnis des Menschen gibt, enge und intensive Beziehungen zu Mitmenschen aufzubauen. In Anlehnung an den britischen Naturforscher Charles Darwin, der davon ausging, dass das Bindungsverhalten des Kindes ein genetisch angelegtes System zur Überlebenssicherung ist, bezog sich die Bindungstheorie auch in erster Linie auf das Modell der Mutter-Kind-Beziehung. Bowlby postulierte, dass Kinder durch die Nähe zur Bezugsperson zum einen Schutz erfahren als auch Beruhigung finden können.

Seitdem wurde sehr viel auf diesem Gebiet erkundet und herausgefunden. So geht die neue Forschung von einem erweiterten Kreis an Bezugspersonen aus: Die Rolle des Vaters wurde aufgewertet und »Pflegemütter« – sei es in Gestalt von Erzieher:innen, Großeltern, Tanten, Onkeln etc. – können auch enge Bezugspersonen sein, wobei das Kind in der Lage ist, die Menschen in ihren unterschiedlichen Funktionen zu unterscheiden. Heute wissen Bindungsforscher:innen außerdem, dass schon die Schwangerschaft und die ersten drei Lebensjahre entscheidend sind, was Bindung angeht. Wenn Kinder in dieser Zeit gute Erfahrungen mit ihren engsten Bezugspersonen machen, ist davon auszugehen, dass sie eine sichere Bindung aufbauen und Vertrauen entwickeln. Kommt es in dieser sensiblen Phase zu Störungen – und es reicht schon aus, wenn Eltern nicht einfühlsam oder adäquat auf die Bedürfnisse ihres Kindes eingehen können – kann eine unsichere Bindung die Folge sein, die sich wiederum negativ auf das ganze Leben des:der Betroffenen auswirken kann.

Neuesten Erkenntnissen von Bindungsforscher:innen zufolge ist die Beziehungslandkarte, die wir in den frühen Jahren verinnerlichen, auch dafür verantwortlich, wie sicher wir später durchs Leben gehen, wie wir unsere Beziehungen leben und wie anfällig wir für bestimmte körperliche und psychische Krankheiten sind.[14]

Bindungstypen

Für unsere Beziehungen bedeutet dies: Wenn zwei Menschen – oder mehrere – zusammenkommen und sich verbinden, begegnen sich immer auch zwei – oder mehrere – Kinder. Wenn Beziehungsängste im Spiel sind, kann es sich lohnen, einmal genauer hinzusehen, mit was für einem Bindungstyp ich es denn zu tun haben könnte. Hier kann die von John Bowlby konzipierte Bindungstypologie durchaus hilfreich sein. Demnach unterschied Bowlby vier Bindungstypen:

- Menschen mit *sicherer Bindung* ist die Erfahrung gemein, in Not und Unsicherheit geschützt und getröstet

---

[14] Der deutsche Bindungspapst Karl Heinz Brisch versammelt Beiträge über die Zusammenhänge hierzu in seinem neuen Buch »Bindung und psychische Störungen« und zieht dabei auch neueste Erkenntnisse aus der Hirnforschung sowie der Psychoneuroimmunologie hinzu.

zu werden. Sicher gebundene Kinder haben ihrer Bezugsperson gegenüber Urvertrauen entwickelt, das laut Bowlby durch *elterliche Feinfühligkeit* entsteht, durch häufigen Blick- und Körperkontakt sowie durch beständiges, nachvollziehbares Verhalten der Bezugsperson. Dieser Typus kann seine Gefühle deutlich zeigen, kann Trost auch von anderen Personen annehmen, schwierige Situationen auch mal aushalten und hat gelernt, sich selbst zu beruhigen.

Negative Erfahrungen mit Bindung in der Kindheit unterteilt Bowlby in drei unterschiedliche unsichere Bindungsstile:

- Der *unsicher-vermeidende* Typ hat gelernt, dass es besser für ihn:sie ist, wenn er Bindung vermeidet, ihr wenig Gewicht zukommen lässt. Warum? Weil er:sie vermutlich in der Kindheit die Erfahrung gemacht hat, dass die Bezugsperson nicht konstant und verlässlich greifbar war, auf seine:ihre Bedürfnisse eingehen konnte und er:sie stattdessen häufig zurückgewiesen wurde. Interessant: Unsicher-vermeidende Kinder wirken erst bei genauerem Beobachten unsicher. Nach außen sind sie cool, oft eher ruhig, sind früh selbstständig und gelten im Kontext des Kindergartens nicht selten als »pflegeleicht«. Doch der Schein trügt: Diese Kinder sind nicht sicher, sondern haben gelernt, sich anzupassen, indem sie ihre Gefühle und Bedürfnisse gar nicht erst äußern. Nach dem Motto: »Interessiert ja sowieso niemanden.«

4.2 Facts – Beziehungsangst, Co-Abhängigkeit und Bindungsmuster

- *Unsicher-verstrickte/ambivalente* Typen sehnen sich einerseits nach Nähe und Geborgenheit, verbinden damit aber auch negative Gefühle wie Angst, Ärger, Zwänge und Begrenzung. Das Ambivalente rührt daher, dass diese Menschen in ihrer Kindheit oft nicht wussten, woran sie bei der jeweiligen Bezugsperson eigentlich sind. Denn mal reagierte diese empathisch, mal reagierte sie gar nicht und manchmal lehnte sie sie ab. Kinder dieses Bindungstyps sind in fremden Situationen sehr ängstlich und abhängig von der Bezugsperson. Sie wollen Trennung vermeiden und sind immer damit beschäftigt, Nähe zu suchen, weil sie sie sonst nicht bekommen.

- *Unsicher-desorganisierte* Typen haben extrem widersprüchliche Gefühle gegenüber nahen Personen. Hintergrund sind hier oft Traumata (früher Verlust, Gewalt), Depressionen oder andere psychische Erkrankungen der Bindungsperson, die diese durch ihr eigenes Fühlen und Verhalten auf das Kind übertragen – meistens ohne das zu merken. Für ein Kind schwer zu begreifen und daher extrem überfordernd und verunsichernd – zumal in solchen Fällen oftmals kein Platz für die Versorgung der Grundbedürfnisse des Kindes vorhanden ist.

Wie immer im Fall von Typologien, ist eine Person selten nur einem Typus zuzuordnen und es gibt vielmehr Mischformen. Die Typologie kann dabei helfen, sich zu orientieren, wenn man sich mit dem eigenen angstbesetzten Bindungsstil und demjenigen des:r Partner:in auseinandersetzen möchte.

Denn: Aus Sicht von Bindungsforscher:innen sind Angstsymptome – vor allem in Bezug auf Beziehungen – auf Störungen in der kindlichen Bindungsentwicklung zurückzuführen.

In seinem Buch »Bindungsstörungen. Von der Bindungstheorie zur Therapie« weist Karl Heinz Brisch darauf hin, dass Eltern, die ihr Kind ständig durch kontrollierendes Verhalten in seinem Bestreben nach Autonomie und Erkundungen einschränken, ihrem Kind vermitteln, a) dass die Welt voller Gefahren ist und b) dass es ohne den elterlichen Schutz nicht in der Welt zurechtkommen kann. Gleichzeitig, so Brisch, würden diese Eltern ihren Kindern wenig hilfreiche Strategien im Umgang mit Ängsten anbieten, weil sie oft selber mit einem psychischen Thema befasst seien.[15] Ohne es zu benennen, macht Brisch hier einen interessanten Bogen zu einem Modell, das in unserer heutigen Zeit leider sehr verbreitet zu sein scheint: das der sogenannten Helikoptereltern, die ständig besorgt wie ein Helikopter über ihrem Kind kreisen, um es vor sämtlichen Gefahren zu schützen.

Funktion der Angst in Beziehungen

Was bedeuten die Erkenntnisse und Thesen der Bindungstheorie nun aber für Erwachsene mit einer Angstthematik? Sie legen den Schluss nahe, dass Angst eigentlich auch ein Ausdruck des Verlangens nach Sicherheit und Bindung ist – und das, obwohl sich der:die Betroffene vielleicht ge-

---

15 Brisch, Karl Heinz: Bindungsstörungen. Von der Bindungstheorie zur Therapie. Stuttgart 2013, S. 249 ff.

4.2 Facts – Beziehungsangst, Co-Abhängigkeit und Bindungsmuster

nau entgegengesetzt verhält. In diesem Sinne hat Angst auch hier eine wichtige Schutzfunktion, indem sie Bindungsverhalten verursacht.

Angst kann aber noch weitere Funktionen innerhalb einer Beziehung haben.

- Die Fantasie-Beziehung als Mittel zum Selbstschutz: Wer schlechte Erfahrungen mit Beziehungen – sei es in der Kindheit als auch danach – gemacht hat, flüchtet aus Angst davor, wieder verletzt zu werden, von der Realität in die Fantasie – vorausgesetzt er:sie hat eine blühende Fantasie. Konkret bedeutet das, dass sich Betroffene Beziehungen ausdenken, Prominente anhimmeln und ihnen Briefe schreiben (-ähem-), sich zu Menschen hingezogen fühlen, die nicht anwesend sind (zum Beispiel jemand, der:die im Gefängnis sitzt) etc. Der Vorteil dieser Beziehungsvariante besteht für die Betroffenen darin, dass allein sie die Kontrolle über das Verhältnis haben. Ein Riesenvorteil für die meisten Angsthäsinnen und -hasen, die ja nichts mehr fürchten, als keine Kontrolle zu haben.

    Schwierig an dieser Variante: Wer dann doch mal wieder einen Ausflug in die (unkontrollierbare) Realität wagt, kann im Grunde nur enttäuscht werden. Denn sie wird beängstigend sein, weil sie a) nicht sicher, b) nicht steuerbar und c) nicht ganz so toll und glänzend wie die Vorstellung sein wird.

- Betroffene sind oft mit jemandem zusammen, der:die sie entlastend unterstützt, sie zum Beispiel mit dem

Auto durch die Gegend fährt, sämtliche Einkäufe übernimmt oder mit dem:der Partner:in zuhause bleibt, anstatt auszugehen. Oftmals lügen Co-Abhängige auch für ihre:n Partner:in oder entschuldigen sein:ihr Verhalten vor anderen. Somit sind sie Teil des problemaufrechterhaltenden Systems.

Klingt, als hätten sich da zwei getroffen: das arme, ängstliche Opfer und der:die fürsorgliche, tapfere Helfer:in. Das Problem: dieses System zementiert die jeweiligen Rollen (schwach/stark) und macht Veränderung so gut wie unmöglich. Die Betroffenen sind abhängig von der Hilfe ihrer Partner:innen und machen sie so co-abhängig. Dieses Konstrukt funktioniert auf der Basis von gegenseitigen Abhängigkeiten und ist in dem Moment fragil, wo diese infrage gestellt werden. Zum Beispiel durch Fragen wie: »Würde mein:e Partner:in mich auch dann noch lieben, wenn ich gar keine Unterstützung gegen meine Angst mehr bräuchte?« Oder: »Wenn ich nicht mehr die ängstliche Schwache wäre, wie könntest du dann noch der Starke sein?« Gedanken, die Menschen in diesen Beziehungen wiederum Angst machen und eher dafür sorgen, alles so zu lassen, wie es ist. In dieser Konstellation werden Gefühle wie Wut nicht ausgedrückt – aus Angst vor den Konsequenzen.[16]

Die Abhängigkeit bzw. Co-Abhängigkeit sorgt in diesem Fall dafür, dass der Status quo gewahrt bleibt. Angst hat hier, wie so oft, die Funktion, die Betroffenen möglichst klein zu halten, sie in der Opferrolle zu halten.

---

16 Vgl. Voigt, Daniel: Ängste, Panik, Sorgen. Heidelberg 2021, S. 101.

4.2 Facts – Beziehungsangst, Co-Abhängigkeit und Bindungsmuster

- Angst und/oder Panik können in Beziehungen auch die Funktion haben, entweder Nähe oder Distanz zu erzeugen. Nähe, wenn das Gegenüber als schützende Helferin wie im oben genannten Fall involviert ist. Distanz, wenn die Angst der Betroffenen dazu dient, die Aufmerksamkeit auf sich zu lenken und von Themen, die dem:der Partner:in wichtig sind, abzulenken. Eine beispielhafte Aussage: »Immer wenn ich davon spreche, mich selbstständig zu machen, kriegst du Panik und wir sind sofort bei dir und deinen Ängsten.«

    Indem die Angst hier über Nähe und Distanz entscheidet, ist sie in gewisser Weise selber Teil der Beziehung. Daniel Vogt, spricht in diesem Zusammenhang von einer *beziehungsgestaltenden Fähigkeit* von Angst.[17]

---

17 Vgl. Voigt, Daniel: Ängste, Panik, Sorgen. Heidelberg 2021, S. 100.

4.3 Angst in Beziehungen: Coaching

Was für ein Typ bist du? Worum geht es in deinen Beziehungen? Woran liegt es, dass du immer wieder in ähnlichen Konstellationen landest und es dir schwierig bis unmöglich erscheint, dein Muster zu durchbrechen? In diesem Kapitel zeige ich dir zunächst, wie du wenig hilfreiche in wertvolle Glaubenssätze verwandeln kannst.

In Beratungen kommt es sehr häufig vor, dass Klient:innen irgendwann Thesen über sich selbst oder andere äußern, die Aufschluss über den Selbstwert derjenigen geben. Meistens sind diese negativ konnotiert und werden von den Coachees als unverrückbare, starre Wahrheiten präsentiert: »Ich bin nicht für feste Beziehungen gemacht«, »Ich bin zu kompliziert für eine Partnerschaft«, »Männer sind immer untreu«, »Konflikte sollte man lieber umgehen« oder »Ich habe meine Chance verpasst, jetzt ist es zu spät«. Wenn diese Sichtweisen zwischen den Zeilen, scheinbar nebenbei, aufpoppen, freue ich mich wie eine Detektivin über einen neuen Hinweis, denn sie sind sehr aufschlussreich. Oft stelle ich meinen Coachees daraufhin folgende Frage: »Wie alt fühlen Sie sich, wenn sie diese Überzeugung äußern und an das damit verbundene Gefühl denken?« Nicht selten stellen die Klient:innen fest, dass sie sich wie ein Kind fühlen.

Glaubenssätze

Hierbei handelt es sich um sogenannte Glaubenssätze. Das sind innere, meist unbewusste Überzeugungen, die vor allem in der Kindheit erworben wurden. Psycholog:innen nehmen an, dass diese zustande kommen, wenn eines oder mehrere Grundbedürfnisse des Kindes nachhaltig nicht erfüllt wurden. Wenn einem Kind zum Beispiel nur dann Zuneigung entgegengebracht wurde, wenn es gute Noten in der Schule hatte, könnte es zu dem Glaubenssatz führen: »Ich werde nur geliebt, wenn ich gute Leistungen bringe.« Hinter Glaubenssätzen steckt also der Versuch des Kindes, sich das elterliche Verhalten zu erklären, diesem einen Sinn zu geben. Im Grunde sind Glaubenssätze also auch Lösungsversuche für eine Situation, die sonst nur schwer zu verstehen wäre. Natürlich gibt es auch positive Glaubenssätze, die in Coachings allerdings nicht so häufig anzutreffen sind wie die negativen.

Die gute Nachricht: Es ist möglich, negative Glaubenssätze in positive zu verwandeln. Wie das geht? Sammle zunächst einmal deine Glaubenssätze, die dich in Bezug auf deine Beziehung prägen. Lass dir dabei Zeit, vielleicht sogar mehrere Tage oder Wochen, denn wenn man nicht geübt ist, fällt es einem gar nicht so leicht, sie zu identifizieren. (Tipp: Im Internet findest du etliche Seiten mit Listen von negativen Glaubenssätzen, die dir eventuell hilfreich bei der Suche nach deinen eigenen sein können.) Wenn du drei bis vier gefunden hast, die für dich gelten, schreibe sie auf.

Mach dir Gedanken darüber, woher und aus welcher Zeit in deinem Leben der jeweilige Glaubenssatz stammen könnte. Mach den Check, ob er dir heute noch dienlich ist und so sinnvoll erscheint wie damals.

Wenn du findest, dass der Glaubenssatz eigentlich längst in seine Jahre gekommen ist und durch ein neues Leitmotiv ersetzt werden könnte, kommt nun der nächste Schritt: Formuliere die alten Thesen um. Indem du vielleicht nur ein einziges Wort austauschst, weglässt oder hinzufügst. Du kannst den Satz aber auch beliebig erweitern. Allerdings: Verzichte gerne auf das Wort »aber« und ersetze es durch ein »und«. Ansonsten: Experimentiere spielerisch!

Zum Beispiel: Aus »Ich bin zu kompliziert für eine Partnerschaft« könnte Folgendes werden:

- Ich bin *manchmal* zu kompliziert für eine Partnerschaft.
- *Bisher war* ich, was Partnerschaften anging, oft kompliziert.
- Ich bin nicht ganz einfach, was Beziehungen angeht *und* möchte es dennoch gerne weiter versuchen.
- Ich werde eine:n Partner:in finden, der:die ähnlich komplex ist wie ich.
- Ich bin kompliziert, was Partnerschaften angeht, und das macht mich auch sehr interessant.
- Ich bin, wenn es um Beziehungen geht, schon ziemlich kompliziert und es wird einem mit mir nie langweilig.
- Ich bin kompliziert, was Partnerschaften angeht, und das ist okay.

4.3 Angst in Beziehungen: Coaching

Du siehst, es geht hier teilweise um minimalinvasive Eingriffe. Diese mögen dir banal vorkommen, sie sind es aber nicht. Denn die kleinen Korrekturen können eine große Wirkung haben: Sie erweitern den Interpretationsrahmen des Glaubenssatzes und ermöglichen dir so neue Perspektiven, ein neues Bewusstsein, vor allem aber ein positiveres.

Doch wie schaffst du es, ein neues Mindset zu verinnerlichen, wenn du jahrelang auf ein anderes programmiert warst? Das geht nicht von heute auf morgen. Je häufiger es dir gelingt, den neuen Glaubenssatz aktiv gegen den alten auszutauschen, umso besser stehen die Chancen, dass sich dabei die beteiligten Neuronen im Gehirn miteinander verknüpfen und eine Art von Automatismus entsteht. Das heißt, dass sie in einer ähnlichen Situation wieder – fast reflexartig – aktiviert werden. Der eine Automatismus wird von einem neuen Automatismus abgelöst. Zum Glück weiß man heute, dass das Gehirn in der Lage ist, sich immer wieder neu zu »verdrahten«. Stichwort: Neuroplastizität. Doch bis sich im Gehirn dauerhaft neue Verknüpfungen ergeben, die dann auch nachhaltig wirken, bleibt dir nur, es zu wollen, es immer wieder zu versuchen, nicht aufzugeben und auch nicht streng mit dir selber zu sein, wenn du mal wieder im alten Programm hängen geblieben bist.

Alternative Glaubenssätze

Was dir beim Verinnerlichen der alternativen Glaubenssätze helfen kann:

- Schreib sie auf ein Papier, das du an einem Ort aufhängst, an dem du jeden Tag mehrmals bist. (z. B. Kühlschrank, Spiegel, auf der Innenseite einer Schranktür...) Wer gerne kreativ ist, könnte seinen Glaubenssatz auch schön gestalten, ja sogar einrahmen. Kreativer Tipp einer ehemaligen Freundin von Barbie-Aufklebern: Wer will, kann sich sogar Aufkleber mit seinen neuen Glaubenssätzen gestalten, produzieren lassen und diese dann überall dorthin kleben, wo es für sie:ihn gerade Sinn macht. An der Bushaltestelle, auf der Handyhülle oder auf dem Auto-Lenkrad. Zugegeben, eine Aktion, die fast schon eine künstlerische Intervention sein könnte. Das Schöne daran: So sorgst du nicht nur dafür, dich an dein neues Mindset zu gewöhnen – du lässt auch noch deine Umwelt daran teilhaben.

- Wer eher überfordert ist, wählt erst mal nur einen Glaubenssatz – den wichtigsten – aus, auf den du dich fokussierst. Weniger ist mehr.

- Fokussieren kannst du auch, indem du dir jeden Tag um die fünf Minuten Zeit nimmst, in denen du dich auf deinen neuen Glaubenssatz konzentrierst. Ihn dir zum Beispiel wie ein Mantra vorsagst, singst oder ihn still für dich liest.

- Wer noch gerne mit der Hand schreibt, könnte sich ein schönes Notizheft zulegen und sich vornehmen, die neuen Sätze – oder nur den einen – dort hineinzuschreiben, bis das Heft voll ist. Jeden Tag eine Seite oder einfach völlig frei. (Klingt nach einer altertümlichen Strafe, sorgt aber in diesem Fall dafür, dass das wiederholte Schreiben die neuronale Verknüpfung manifestiert.)

Wozu das gut ist?

Sich mit den eigenen Glaubenssätzen zu beschäftigen, sie zu hinterfragen und vielleicht nach konstruktiveren Varianten zu suchen, macht in jedem Fall Sinn. Sie geben nicht nur Aufschluss darüber, wie es um dein Selbstwertgefühl steht, sondern sie können auch wichtige Hinweise liefern, welcher Bindungstyp du bist, welche Bedürfnisse deinen Glaubenssätzen eigentlich zugrunde liegen und woran es liegen könnte, dass du in bestimmten Situationen getriggert wirst und daraufhin mit Wut, Angst, Unterwerfung, mit Flucht oder anderen Strategien reagierst. Destruktive innere Überzeugungen stehen Veränderungen jedenfalls oft im Weg. Wenn du also etwas verändern willst, lohnt sich ein Ausflug in die Sphäre deiner Glaubenssätze.

Einer meiner Glaubenssätze zum Thema Beziehung ging übrigens so: »Beziehungen engen mich in meiner Freiheit ein.« Das Gefühl, nicht autonom zu sein, triggerte meine Angst dermaßen, dass ich mich – wie ja schon in 4.1 beschrieben – selten auf richtige Beziehungen einlassen konnte. Erst sehr spät in meinem Leben kam ich darauf, dass dieser Glaubenssatz fast gar nichts mit Freiheit zu tun hatte, sondern dass sich dahinter eine ganz andere Angst verbarg: Verlustangst. Diese als Angst vor Autonomieverlust zu kaschieren, war meine Art der Problembewältigung. Klingt cooler. Nur machte ich nicht nur meinem Umfeld damit etwas vor, sondern vor allem mir selbst. Und noch ein Hinweis: Wer wie ich damals denkt, dass Beziehungen einen einengen, ist schon in diesem Moment extrem unfrei. Frei würde stattdessen bedeuten, dass du die Wahl hast und du deine Freiheit gestaltest – mit dir selber oder mit anderen. Und was schränkt einen mehr in seiner Autonomie ein als Angst?

Viele sind bereit, ihre Glaubenssätze in puncto Beziehung zu überdenken, wenn sie das Gefühl haben, dass es einen guten Grund dafür geben könnte. Das Überwinden von Angst muss sich lohnen, davon bin ich überzeugt. Jetzt möchtest du vermutlich wissen, woher man weiß, dass es sich lohnt? Natürlich kann man das nicht sicher wissen. Ein Ansatzpunkt könnte aber zum Beispiel sein, dass du mit deinem Gegenüber Dinge machen kannst, die du sonst eher nicht alleine in Angriff nehmen würdest. Kreative Projekte, Reisen in die weite Welt, ein gemeinsames Unternehmen gründen etc. Positive Ziele, denen deine Angst bisher im Weg stand.

In diesem Kontext werde ich oft gefragt: Wenn du jemanden an deiner Seite brauchst, um deinen Traum zu leben und die Angst davor zu überwinden, ist das nicht der direkte Weg in die Abhängigkeit bzw. Co-Abhängigkeit? Meine Antwort: Kann sein, muss aber nicht. Das hängt davon ab, wie ihr eure Beziehung gestalten wollt. Welche Funktion darf die Angst spielen? Und welche nicht? Wo sind Grenzen, wenn es darum geht, die Hilfe des Partners in Anspruch zu nehmen? Seid ihr mit euren Rollen (schwach vs. stark) glücklich?

Der erste Schritt, um Abhängigkeiten zu verhindern, ist Ehrlichkeit. Viele Betroffene denken, dass es für den Erhalt ihrer Partnerschaft besser sei, den:die andere:n nicht mit dem Thema zu belasten und versuchen, es geheim zu halten oder es immer mit sich selber auszumachen. Das ist vor allem dann eine nachvollziehbare Variante, wenn der:die Partner:in mit dem Thema nichts anfangen kann. Das Problem: Indem nicht darüber gesprochen wird, verschwindet die Angst nicht. Es wird nichts gelöst. Im Gegenteil: Wenn du in deiner Beziehung nicht offen darüber sprechen kannst – aus was für Gründen auch immer –, bekommt das Thema für dich noch mehr Bedeutung, ist mit dem Aufwand verbunden, es zu vertuschen, es zu leugnen und etwas zu spielen. Abgesehen davon, dass dein:e Partner:in so eine deiner spannenden Seiten nicht kennenlernen wird, was schade ist, kann auf dieser Basis nur schwer Vertrauen entstehen. Von Neuem ganz zu schweigen.

Wenn du in deiner Beziehung offen über deine Angst sprechen kannst, ist das sicherlich ein Vorteil. Doch auch hier könnt ihr als Paar festlegen, wie viel Raum es einnehmen sollte oder darf. Ich empfehle allen Paaren, bei denen Angst eine große Rolle spielt, einmal genau hinzusehen, was für eine Funktion die

Angst spielen könnte. Hierbei können dir folgende Reflexionsfragen helfen:

- Wovor hast du mehr Angst: dich in einer Beziehung zu verlieren oder den:die Partner:in?
- Wovor schützt dich deine Angst/Panik in deiner Beziehung?
- Wovon hält sie dich ab?
- Wovon hält sie deine:n Partner:in ab?
- Wie würde deine Beziehung aussehen, wenn deine Angst keine so große Rolle mehr spielte?
- Immer wenn folgendes in meiner Beziehung eintritt, bekomme ich eine Panikattacke.
- Wann sorgt deine Angst für Konflikte in eurer Beziehung? Wie löst ihr sie?
- Was für eine Rolle könnte Angst in der Beziehung deiner Eltern gespielt haben?
- Gab es schon mal einen Moment, in dem du dir überlegt hast, deine:n Partner:in zu verlassen? Wie war das? Wie hat sich das angefühlt?

Vieles, was für das Thema Angst in Paarbeziehungen gilt, kann übrigens auch für Freundschaften oder Beziehungen zu den Eltern, Geschwistern oder weiteren Verwandten gelten. Auch oder gerade in Herkunftsfamilien können Abhängigkeiten entstehen, wenn sie nicht sowieso schon längst bestehen. Hinweis: Hier spielen Scham und Schuld oft wichtige Rollen. Schuld, wenn sich Familienmitglieder offen oder insgeheim eine Mitschuld an der psychischen Erkrankung ihres Kindes/Geschwisters geben. Scham im Sinne von Anpassungsscham, die dann ausgelöst wird, wenn man den herrschenden Normen und Erwartungen nicht entspricht. Wer Scham empfindet, kann sich unfähig, minderwertig, schwach, lächerlich, gedemütigt oder auch gekränkt fühlen. Oft wird der Kontakt zu denjenigen abgebrochen, die in Verbindung mit der Scham stehen. Scham ist ein sehr intensives, unerträgliches Gefühl, über das – ähnlich wie bei Angst und Trauer – lieber nicht gesprochen wird. Deswegen werden sie abgewehrt – mithilfe verschiedener Strategien – und begegnen uns dann in versteckter Form. Zum Beispiel wenn jemand geradezu damit prahlt, unabhängig von den Erwartungen der Umwelt zu sein, könnte es sich hierbei um eine Form der Schamabwehr handeln. Neben dem Verstecken können auch Projektion (Verlagerung der eigenen unerträglichen Gefühle durch Zuschreiben einer anderen Person/Gruppe), Flucht (Sucht, Perfektionismus, Größenfantasien) oder Angreifen (Zynismus, Wut, Gewalt) Strategien sein.

Wenn Scham in einer deiner Beziehungen eine Rolle spielt, könntest du dich mit folgenden Fragen auseinandersetzen:

- Welche Schamabwehrstrategie kommt dir bekannt vor? Aus welchem Kontext?
- Wie sind deine Erfahrungen damit?
- Wie beeinflusst sie deine Beziehungen?

4 Beziehungen

Keine Angst vorm Malen: Du und deine Beziehungen

In meiner Weiterbildung zur Systemischen Beraterin gab es eine Aufgabe, die ich im Rahmen unseres Blocks über Beziehungen absolvieren sollte. Die Anweisung lautete: Male ein Bild, gerne mit vielen Farben, das zeigt – abstrakt oder gegenständlich –, mit was du verbunden bist. Nimm dir Zeit. 50 Minuten. »Oh no«, dachte ich als Erstes. Weil ich so gar nicht malen, geschweige denn zeichnen kann. Weil es irgendwie absurd (peinlich) klingt, wenn eine Übung mit »Male ein Bild…« anfängt. Und weil ich mir nicht vorstellen konnte, mich 50 Minuten damit auseinanderzusetzen.

Bin ich mit mir selbst verbunden?

Nachdem ich mich dann doch darauf eingelassen und mein Bild fertig hatte, war ich überrascht. Darüber, mit was und wem ich alles verbunden bin. Wie gut ich das Gefühlte in ein Bild übertragen konnte und wie schnell die Zeit verging. Ich war natürlich mit meiner eigenen kleinen Familie verbunden, mit meiner Herkunftsfamilie, auch mit meiner schon verstorbenen Oma, meinen Freund:innen an verschiedenen Orten, aber auch mit der Natur ganz allgemein, mit Gerüchen (das Parfüm meiner Oma), mit Städten wie Basel, New York oder Hamburg, meiner westfälischen Heimat oder mit meiner Bank am Starnberger See. Ich überlegte und malte, bis ich plötzlich innehielt: Moment mal, bin ich über-

4.3 Angst in Beziehungen: Coaching

haupt mit *mir* verbunden? Mal mehr und mal weniger, fand ich. Doch dann verspürte ich plötzlich den Impuls, mich mit allem zu verbinden, mit dem Universum sozusagen, was ich in einer das ganze Bild umspannenden Spiralform festhielt. So hatte ich noch nie über meine Beziehungen auf dieser Welt nachgedacht. Es tat sehr gut, durch das aktive Tun in Form des Malens, meine Gedanken zu fixieren.

Sprich: Ich kann dir diese Übung empfehlen, wenn du gerade ein Beziehungsthema hast – aber auch sonst ist sie hilfreich. Denn wenn du dich darauf einlässt, wirkt sie stärkend bezüglich deiner inneren Beziehungslandkarte. Denn meistens sind wir mit viel mehr verbunden, als wir dachten. Auch vermeintlich negative Aspekte können einen Platz haben. Meiner Angst habe ich zum Beispiel auf meinem Bild keinen Raum gegeben. Vermutlich, weil ich zu diesem Zeitpunkt noch nicht so sehr mit ihr verbunden war, wie ich es jetzt bin. Denkbar ist es auch, sich mit anderen Gefühlen, Stimmungen, mit Geschichten, Büchern oder Filmen etc. zu verbinden. Mit der Vergangenheit, mit Ahnen oder auch mit der Zukunft. Das Schöne daran ist, dass diese zunächst banal klingende Übung dir zeigen kann: Du hast nicht nur deine eine Beziehung, die sich vielleicht gerade auch noch schwierig gestaltet. Da ist so viel mehr, aus dem du schöpfen kannst. Deine Ressource bist du – mit all deinen Verbindungen in die Welt und den dazugehörigen Geschichten. Das zu fühlen, kann dir zumindest schon mal ein kleines bisschen Sicherheit vermitteln.

Wenn du dich in deinem Inneren sicher gebunden

fühlst, sind gesunde Bindungen zu anderen Menschen wahrscheinlicher. Außerdem kannst du konstruktiver mit Ängsten oder anderen schwierigen Gefühlen umgehen. Was bedeutet es, sich innerlich sicher gebunden zu fühlen? Es heißt, dass du dich auf dich verlassen kannst. Du weißt, du schaffst das schon. Du bist in Kontakt mit dir, auch mit deinen dunklen Anteilen. In Kontakt mit sich zu sein, heißt allerdings auch immer: in Kontakt mit anderen zu sein. Denn nur im Bezug zu unserem Umfeld können wir uns selbst erleben. Diese Wechselwirkung ist es, die unsere persönliche Beziehungslandkarte ausmacht.

WAS BEDEUTET ES, SICH INNERLICH SICHER GEBUNDEN ZU FÜHLEN?

Zugegeben: Das alles ist leichter gesagt als getan. Es erfordert Ehrlichkeit, Mut und den Willen, sich mit der eigenen Bindungsgeschichte und den damit einhergehenden Ängsten zu beschäftigen, um etwas zu verändern. Wer sich heute unsicher gebunden fühlt, wird sich nicht morgen mithilfe von ein paar Malübungen sicher fühlen. In meinem persönlichen Fall haben mir viele Jahre Therapie zwar nicht im Umgang mit meiner Angst geholfen, aber dabei, ein sichereres Gefühl mit mir und anderen zu entwickeln. Das ist immerhin eine gute Grundlage für alles Weitere.

5
Der systemische Blick auf Angst

5.1 Von »Das soll weg« zu »Hallo Angst«

Ich erinnere mich noch gut an meine Wut, als mich zum ersten Mal jemand fragte, ob ich meiner Angst schon einmal zugehört hätte? Womöglich wollte sie mir ja etwas mitteilen. Wie bitte? Der hat gut reden, dachte ich mir. Der weiß nicht, wie es sich anfühlt, wenn die Panik dich plötzlich attackiert und alles, was du in diesem Moment fühlst, sich nur auf den einen einzigen Wunsch fokussiert: Das soll weg! In diesem scheußlichen Moment komme ich doch nicht auf die Idee, meiner Angst auch noch zuzuhören, ihr noch mehr Raum zu geben, als sie ihn sich gewaltsam erobert.

Der Mann, der mich damals – während meiner Weiterbildung zur Systemischen Beraterin – aus der Reserve lockte, war einer meiner Dozenten. In der Ausbildung arbeitete man auch immer wieder an den eigenen Themen, Traumata und Störungen.

Tatsächlich wusste er nicht, wie es ist, mit einer Panikstörung zu leben und immer wieder von diesem unerträglichen Gefühl des Kontrollverlusts heimgesucht zu werden. Das machte aber gar nichts – vielleicht sogar im Gegenteil –, denn im Nachhinein betrachtet hatte er recht. Oder besser gesagt: Für mich machte seine Frage erst zu einem späteren Zeitpunkt Sinn. Ich bin ihm dankbar, dass er sie mir stellte und mein System auf diese Art irritierte, was zur Folge hatte, dass ich in Abständen immer wieder über seine Frage nachdenken musste.

Ich dachte, ich hätte meine Angst endgültig besiegt

Doch erst einmal blieb es bei verwundertem Grübeln und einer leicht säuerlichen Abwehrhaltung. Denn zu diesem Zeitpunkt dachte ich, dass sich meine krankhafte Angst für immer aus meinem Leben verabschiedet hätte. Seit über drei Jahren nach Absetzen meiner Tabletten hatte sie sich schon nicht mehr bemerkbar gemacht. Ich war glücklich in meiner Beziehung, mit meiner kleinen Familie, mein Sohn war gerade einhalb Jahre alt und seit Kurzem arbeitete ich wieder als Journalistin. Weil es mir so gut ging, traute ich es mir locker zu, neben Job und Familie auch noch eine zweijährige, durchaus zeitintensive Weiterbildung in Systemischer Beratung anzufangen. Zum einen als Ausgleich zu meinem Alltag als Journalistin, Partnerin und Mutter, zum anderen aus einem Drang heraus, etwas anderes, etwas Neues, etwas mit Menschen lernen zu wollen. Etwas, das Menschen helfen kann und über das bloße Geschichtenerzählen hinausgeht.

5 Der systemische Blick auf Angst

Der Drang nach Entfaltung in unbekannte Gefilde

Im Nachhinein glaube ich, dass mein drängendes Bedürfnis nach persönlicher Weiterentwicklung tatsächlich mit der Geburt meines Sohnes seinen Anfang nahm. Ein ziemliches Klischee, ich weiß. Und dennoch: Ich hatte mir nie vorstellen können, jemals ein Kind auf die Welt zu bringen. Schon gar nicht so spät, mit vierzig. Dann tat ich es. Und es war schön. Und es lief gut. Und ich hatte etwas für mich Unvorstellbares geschafft. Zusammen mit meinem Partner, von dem ich nie dachte, dass ich je so jemanden an meiner Seite haben könnte, um so etwas wie ein Familienidyll gemeinsam mit ihm zu erleben.

All das war mit irre viel Glück verbunden, was alles andere als selbstverständlich ist und wofür ich sehr dankbar bin. Denn diese Erfahrung hat mich gestärkt, hat mich über mich selbst hinauswachsen lassen, mich neue Seiten an mir, an anderen und der ganzen Welt erfahren lassen. (Und sie tut es noch immer.) So entstand der Wunsch nach mehr – nach mehr Entfaltung in unbekannte Richtungen. Und: Wenn ich mit vierzig doch noch Mutter werden konnte, war es auch drin, mit Mitte vierzig beruflich noch etwas Neues anzufangen. Wobei ich ehrlicherweise zu Beginn meiner Weiterbildung nicht einmal bewusst vorhatte, mich zu verändern. Ich wollte einfach nur etwas Neues dazulernen. Unbewusst, da bin ich mir heute sicher, gab es schon damals den Plan der kompletten Neuerfindung.

Ich versuchte, meine Angst nicht zu hören

Ein Jahr ging es gut mit Job, kleinem Kind und Weiterbildung. Dann wurde mir langsam alles zu viel. Die Überforderung schlich sich leise an und machte sich in Form von Schwindel- und leichten Panikanfällen bemerkbar. Im Supermarkt, beim Autofahren und neuerdings auch bei längeren Strecken, die ich zu Fuß zurücklegte, vor allem, wenn viel um mich herum los war. Wie immer hörte ich nicht genug auf mich und meine Angst, die mir eigentlich ständig sagen wollte »Hallo, pass auf dich auf, schalt mal einen Gang zurück!«. Noch geriet ich nur in größeren Abständen in diese Zustände, die auch nicht so intensiv waren, wie ich sie früher schon erlebt hatte, weswegen ich sie auch nicht allzu ernst nahm. Bis auch mein engstes Umfeld langsam merkte, dass es nicht so gut lief, mit mir und meiner Panik.

Ich erinnere mich an eine Autofahrt. Paul, unser Sohn und ich am Steuer. Freitagabend – nach der Arbeit. Herbstliche Stimmung, schon bald in tiefes Dunkel getaucht. Eineinhalb Stunden Fahrt. Landpartie übers Wochenende. Mit dabei: Der enorme Stress der Woche, der mir in den Knochen saß. Der sich am Steuer plötzlich in Panik verwandelte. Da war sie wieder: Diese mir altbekannte Form der Panik, die meistens als Begleiterscheinung von Stress auftaucht, die sich über meinen Nacken anpirscht und dann das Zepter in und über meinen gesamten Körper übernimmt. Herzrasen, Atemnot, extrem kalte Hände, überhaupt Frieren – oder übermäßiges Schwitzen – und immer wieder dieser seltsame Schmerz im Nacken. Wer mich sehr gut kennt, kann an folgender Bewegung erkennen, dass sich Panik in mir breitmacht: Ein ständiges mit einer Hand an den Nacken Greifen, Zupfen oder Nesteln – während sich mein Kopf leicht zu einer Seite neigt. Eine Regung, die selten so kontraproduktiv war, wie in diesem Moment im Auto, weil es sich auf kurvigen Straßen im Wald, noch dazu in der Finsternis, mit nur einer Hand am Steuer nicht gerade sicher fährt.

Zurück in der Angst-Spirale: Geht jetzt alles von vorne los?

Als dann auch noch der Tunnelblick kam, ein Gefühl der *Derealisation* (Glossar), das die Straße vor mir plötzlich seltsam fremd erscheinen ließ, wurde meine Panik so groß, dass ich sofort an den Rand fuhr. »Ich kann nicht mehr weiterfahren, du musst bitte das Steuer übernehmen«, sagte ich zitternd. Paul, der selbst nicht gerne im Dunkeln fährt, sprang selbstverständlich ein und brachte uns sicher zu unserem Ziel. Als Beifahrerin quälten mich aber vor allem folgende Gedanken in Dauer-schleife: Jetzt geht das wieder los. Ich schaffe es nie, diese beschissene Angst loszuwerden. Ich halte das nicht aus. Autofahren im Dunkeln – mache ich nicht mehr. Wenn ich überhaupt noch Auto fahren werde. Und wie schaffe ich es dann, zu Terminen zu kommen? Kann ich so meine Weiterbildung schaffen?

Willkommen zurück in der Spirale der Angst. Sollte jetzt alles wieder von vorne losgehen? Das Vermeidungsverhalten, die zwanghafte Selbstbeobachtung, die Ausreden, die Unehrlichkeit mir und anderen gegenüber und vor allem die Unfreiheit? Ich hatte mir geschworen, dass ich, sollte es mir noch einmal so schlecht gehen wie damals, wieder Tabletten nehmen würde. Doch dieses Mal halfen sie leider nicht so schnell und gut. Im Gegenteil. Während des Einschleichens, in den ersten zwei bis drei Wochen, hatte ich eine meiner schlimmsten Panikattacken. Draußen, in der Fußgängerzone, zwischen all den wuselnden Menschen, die wie ich dabei waren, ihre Weihnachtseinkäufe zu tätigen. Wie immer begann mein Herz zu rasen, ich empfand Atemnot und nahm mich und meine gesamte Umwelt als fremd wahr, hörte Stimmen in verzerrter Akustik. Ich wusste nicht mehr, wohin mit mir, dachte, gleich umzufallen, zu sterben, und fing einfach irgendwann ganz instinktiv an zu rennen. (Bewegung hilft bei einer akuten Panikattacke.) In Richtung Bushaltestelle, nichts wie weg, nichts wie schnell nach Hause. Völlig erledigt daheim angekommen, beschloss ich, erst mal nicht mehr in die Stadt zu fahren. Oder vielleicht einfach gar nicht mehr. Aber, Moment mal: Wollte ich nicht mithilfe des Antidepressivums wieder in der Lage sein, meinen Alltag angstfrei zu bewältigen? Ein Psychiater gab mir den Tipp, die Tabletten nicht gleich wieder abzusetzen – was viele in dieser Phase machen –, sondern durchzuhalten. Was ich auch tat. Doch bis sie richtig wirkten, dauerte es locker einen Monat, wenn nicht länger.

5 Der systemische Blick auf Angst

Alle Versuche, meine Panik zu besiegen, waren gescheitert

In dieser Zeit erinnerte ich mich wieder an die Frage meines Ausbilders: »Hast du deiner Angst schon mal zugehört?« Jetzt machte sie mich nicht mehr aggressiv. Vielmehr dachte ich, vielleicht doch mal mit meiner Angst Kontakt aufzunehmen. Denn irgendwie schien alles andere ja nicht wirklich zu helfen. Wenn ich die Angst schon nicht loszuwerden schien, könnte ich sie ja mal genauer unter die Lupe nehmen, sie besser kennenlernen – schließlich würde ich mich ja vermutlich irgendwie mit ihr arrangieren müssen.

> ZUM ERSTEN MAL IN MEINEM LEBEN WOLLTE ICH NICHT MEHR WEGLAUFEN VOR MEINER ANGST.

Zum ersten Mal in meinem Leben wollte ich nicht mehr weglaufen vor meiner Angst. Ich wusste, ich musste neu denken, etwas anders machen, denn sonst würde es immer so weitergehen. Wenn ich ehrlich zu mir selber war, musste ich mir eingestehen: Alle Versuche, meine Panikstörung zu besiegen, waren letzten Endes gescheitert. Ob Therapie, Yoga, Meditation, Leistung oder Escitalopram – diese Mittel dienten immer nur dazu, das unerwünschte Gefühl namens Angst zu bändigen, es zu kontrollieren oder zu vermeiden. Kurzfristig mochte das auch gelingen, längerfristig stabilisierten all die vermeintlichen Lösungsversuche meine Panikstörung nur weiter.

5.1 Von »Das soll weg« zu »Hallo Angst«

Angst bekämpfen heißt, sie zu stärken

Warum? Weil sämtliche Strategien zur Kontrolle von Angst einen Aufmerksamkeitsfokus auf die Angst erfordern. Darin besteht die Krux. Seitdem ich das verinnerlicht habe, hat sich meine Haltung komplett verändert. Von was ich konkret spreche? Zum Beispiel: Ein Antidepressivum muss jeden Tag eingenommen werden. Jeden Tag denkst du also zumindest einmal während der Einnahme kurz etwas wie »So, jetzt bin ich gegen meine Angst gewappnet«. Ob du auch wirklich gewappnet bist, kannst du nur durch regelmäßige mentale und körperliche Checks herausfinden. Die Aufmerksamkeit bleibt also bei der Angst. Wenn du die Tablette einmal vergisst, setzt die manische Selbstbeobachtung ein, die Kontrolle, ob sich Angst bemerkbar macht oder nicht, ob du heute eher zittrig bist oder nicht, ob du dich benommen fühlst oder nicht ... Dieses Kontrollverhalten wird noch gesteigert, wenn du irgendwann wieder von den Tabletten loskommen möchtest, sie langsam ausschleichst und dabei jede Dosisreduktion und ihre Auswirkungen auf dich und deinen Körper überwachst. Antidepressiva mögen zwar die Symptome einer Angst- oder Panikstörung unterdrücken, die Störung an sich therapieren sie nicht.

Ein anderes Beispiel: Angenommen du machst Yoga, um entspannter zu sein und um weniger angstbesetzte Gedanken zu haben. Dann ist Yoga auch hier ein Mittel zum Zweck, deine Angst zu kontrollieren. Wenn du dir vornimmst, mit Yoga gegen deine Angst zu arbeiten, erfordert auch diese Strategie, dass du sie auf ihre Wirksamkeit hin überprüfst. So befindest du dich letztlich in einem ständigen Kampf-Kontrolle-Kreislauf in Bezug zu deiner Angst.[18]

Nicht Angst, sondern Kontrolle ist das Problem

Der Systemische Therapeut und Angstexperte Dr. Bernd Schumacher, der als Gast in meinem Podcast war, spricht demzufolge davon, dass gar nicht die Angst das eigentliche Problem von Angstgestörten sei, sondern der zum Scheitern verurteilte Kontrollversuch derselben. Betroffene glaubten meistens von sich selber, zu wenig Kontrolle zu haben, dabei sei laut Schumacher genau das Gegenteil der Fall und gleichzeitig das Problem. In Bezug auf Paul Watzlawicks Buch »Lösungen« weist Schumacher darauf hin, dass ein Problem überhaupt erst zum Problem wird, wenn Menschen versuchten, nicht funktionierende Lösungsversuche anzuwenden. Sprich: Die Lösung ist das Problem.[19]

In diesem Kontext weist Dr. Bernd Schumacher außerdem darauf hin, dass die *aktive Negation von Gedanken*, wie er es nennt, unmöglich sei. Sprich: Wenn du dir vornimmst, keine Angst zu haben, wird das im

---

18 Anmerkung: Ich rate hier nicht davon ab, Yoga zu machen oder Antidepressiva zu nehmen. Nur, wer das Eine oder das Andere in der Hoffnung macht, seine Angst dadurch zu heilen, wird vermutlich enttäuscht werden. Aber: Ich liebe Yoga und mir haben Antidepressiva auch schon sehr geholfen!

19 Vgl. Schumacher, Bernd, in »Hallo Angst«-Podcast, Folge 2. Überall dort zu hören, wo es Podcasts gibt.

Zweifel genau dazu führen, dass du Angst haben oder zumindest an sie denken, sie dir ausmalen wirst. »Ich kann mich nicht anstrengen, nicht an etwas Bestimmtes zu denken«, so Schumacher. »Kontrolle funktioniert erst recht nicht über aktive Negation, denn unser Gehirn kennt keine aktive Negation.« Tote Objekte könne man kontrollieren, lebende eben nicht. Der US-amerikanische Psychiater, Psychologe und Mitbegründer der Hypnotherapie Milton Erickson brachte es so auf den Punkt: »Wenn du etwas stärken willst, bekämpfe es.«

War mein jahrzehntelanger Kampf umsonst?

All diese Erkenntnisse wühlten mich ziemlich auf. Hatte ich jahrzehntelang einen Kampf gegen Windmühlen geführt? Die Energie und Zeit, die ich in diesen Kampf gesteckt hatte – umsonst? Warum erfuhr ich all das erst jetzt? Warum suggerierten einem viele Psycholog:innen, Psychiater:innen und sonstige Autor:innen und Expert:innen, dass es Mittel gegen die Angst gibt? Jahrzehntelang hatte ich in der Annahme gelebt, dass ich mich nur genug anstrengen müsste, um meine Angst eines Tages los zu sein. Oder so. Zumindest dachte ich, dass es möglich sei, diesen Kampf zu gewinnen.

Wenn ich früher gewusst hätte, dass das nicht möglich ist, was wäre dann anders gelaufen? Eine Frage, die mir ständig im Kopf herumgeisterte. Vielleicht wäre ich dann jetzt schon ganz woanders. Aber wo? Ich beschloss, meine Verwirrung einfach erst mal zu akzeptieren, all diesen Fragen in Ruhe nachzugehen und fand: Es ist noch nicht zu spät. Es ist nie zu spät, eine neue Beziehung zu deiner Angst aufzubauen, nie zu spät, dein Mindset neu zu justieren. Der Zeitpunkt hätte übrigens nicht besser sein können. Schließlich war ich in meiner Weiterbildung von vielen empathischen, schlauen Menschen umgeben. Ohne diese Menschen – Ausbilder:innen und Mitlernende – und deren kreative Inputs zum Umgang mit mentalen Themen hätte ich es vermutlich gar nicht geschafft, wäre nicht auf die Idee gekommen, dass es auch andere Perspektiven geben könnte.

> ES IST NIE ZU SPÄT, EINE NEUE BEZIEHUNG ZU DEINER ANGST AUFZUBAUEN.

Es ist sinnlos, gegen einen Teil von dir zu Felde zu ziehen

Aber wie geht das eigentlich? Wie kann man sein Angst-Mindset umprogrammieren? In meinem Fall, und ich kann ja erst mal nur von mir sprechen, fing es damit an, die Angst anzunehmen. Sie als einen Teil von mir zu akzeptieren (– wenn auch als nervigen). Die Panik folglich nicht mehr als etwas Bedrohliches, das von außen über mich kommt, wahrzunehmen, sondern als einen von vielen Anteilen in mir, dem ich keineswegs ohnmächtig ausgeliefert bin. Wem es gelingt, das zu verinnerlichen, ist schon sehr weit gekommen. Der:die wird feststellen, dass es keinen Sinn machen kann, gegen einen Teil von sich selbst zu kämpfen. Denn: Jeder deiner Persönlichkeitsanteile macht irgendeinen Sinn, hat seine Berechtigung, ist Teil deines Systems, weil es dieses anscheinend so erfordert. Aus diesem Gedanken ergibt sich auch folgender hilfreicher Befund: Du bist nicht deine Angst! Deine Angst ist nur ein Teil von dir. Es gibt viele andere Teile, die dich auch ausmachen. Wie du die Teile in deinem System anordnest, wie du sie bewertest und welche Funktion du ihnen gibst oder nicht, liegt in deinen Händen.

Zum ersten Mal konnte ich meiner Angst wirklich zuhören. Sie hörte sich so ähnlich an: Da die Welt so gefährlich und unsicher ist, ist es vielleicht besser für dich, nicht erwachsen zu werden. Bevor dir so viel Schreckliches passiert und du die Kontrolle verlierst – das Schlimmste! –, begibst du dich lieber gar nicht erst in all die Gefahren. Ins Ausland reisen, im Ausland studieren, Partys, Konzerte, viele Menschen, Beziehungen, die sowieso im Chaos enden, Selbstständigkeit – das ist alles nichts für dich. Dafür sind deine Nerven zu schwach. Bleib einfach da, wo du bist und hör auf mich. Ein Leben ohne mich als deine Chefin ist zu gefährlich für dich, Katharina!

Wie eine Detektivin suchte ich nach Motiven meiner Angst

Doch ein Leben in den Fesseln meiner Angst wollte ich nicht mehr. Koste es, was es wolle. Ich fing also an, die Beziehung zu meiner Angst neu zu gestalten. Oder gestaltete ich sie überhaupt zum ersten Mal? Ich las viele Bücher zum Thema, recherchierte im Netz – was man als Journalistin so macht –, nahm mir die Zeit für fiktive Gespräche mit meiner Angst und ich fing an, mir Notizen zu machen. Mich zu erinnern, an Situationen, in denen Angst oder Panik wesentliche Rollen spielten, ließ kleine Filme in meinem Kopfkino ablaufen und versuchte, mich in bestimmte Momente noch mal hineinzufühlen. Wie eine Detektivin suchte ich nach einzelnen Hinweisen, die zusammen so etwas wie ein Motiv ergeben könnten. Dinge wie: Meine Angst vor der Angst lässt mich oft verstummen. Sie sorgt dafür, dass ich irgendwann verschwinde. Lieber unsichtbar sein, als das Gefühl von Panik ertragen müssen. Interessant. All das schrieb ich auf.

Entscheidend für alles, was danach kam, war aber meine *Familienrekonstruktion*, ein systemisches Element zur Selbsterfahrung. Ausgehend von der Annahme, dass ein:e zukünftige:r Berater:in sich in der eigenen Biografie und den dazugehörigen Themen auskennen sollte, bevor sie andere in dieser Hinsicht berät, galt die Familienrekonstruktion an meinem Institut als Herzstück der Weiterbildung. Sie kann dabei helfen, »das Selbstwertgefühl zu stärken, indem wir die menschlichen Schwächen in den Beziehungen mit unseren Eltern und der Herkunftsfamilie erkennen und verstehen. Familienrekonstruktion hilft dabei, sich von hinderlichen Überlebensbotschaften aus der Kindheit zu befreien und diese im Kontext der Familie und den jeweiligen historischen Zusammenhängen als Überlebensstrategien zu verstehen.«[20]

Wie du dir eine Reko – so wird diese Methode unter Systemiker:innen abgekürzt – konkret vorstellen kannst? Zugegeben, das Ganze hat schon etwas von einem Psycho-Bootcamp und einige Privat-TV-Sender würden das Format vermutlich sofort einkaufen – für eine neue Reality-Doku. Titel: Was hat dich bloß so ruiniert? Oder: Deutschland sucht die krasseste Heulsuse.

Du, deine Familie und all die Verstrickungen in Muster

Aber im Ernst: Die Vorbereitung findet schon im Vorfeld der eigentlichen Reko-Woche statt. Deine Aufgabe besteht darin, die Biografie deines Vaters, die deiner Mutter und deine eigene zu rekonstruieren und chronologisch – für alle leserlich und verständlich – zu dokumentieren. Diese bei deinen Eltern gesammelten (oder eben nicht gesammelten) Informationen trägst

---

20 Von der Recke, Tobias; Wolter-Cornell, Ursula: Dimensionen systemischer Familienrekonstruktion – Lebensentwürfe in familiärem, historischem und politischem Kontext. Göttingen 2017, S. 65.

du dann zusammen, um sie der gesamten Gruppe zur Verfügung zu stellen. Unterstützt von einem kleineren Team aus Kolleg:innen hast du dir eine Frage überlegt, mit der du in deine Reko gehen möchtest. Diese und andere Aspekte deines Lebens besprichst du mit den Ausbilder:innen, die sich dann kurz alleine und im Anschluss mit der ganzen Gruppe – außer mit dir – besprechen, um zu überlegen, was man dir mitgeben könnte, was du brauchst, um mit der gestellten Frage und überhaupt besser im Leben klarzukommen.

Was hindert mich daran, das zu tun, was ich eigentlich möchte?

Meine Frage lautete: Was hindert mich in meinem Leben daran, das zu tun, was ich eigentlich möchte? Was sich die Therapeut:innen für mich ausgedacht hatten, entsprach meiner schlimmsten Befürchtung, denn ich hatte natürlich schon vorher Bücher über Familienrekonstruktionen gelesen und wusste, was auf mich zukommen könnte, und dachte mir schon, dass genau die Variante des »unmöglichen Gesprächs« auf mich passen könnte.

Der Ausbildungsleiter, den ich sehr schätzte, nahm die Rolle meines Vaters ein, setzte sich mir gegenüber, schaute mich erstmal einfach nur an und schon in dem Moment musste ich extrem mit den Tränen kämpfen. Und nicht nur ich – mit mir einige andere in der Runde, denn – um das zu erwähnen – der Rest der Gruppe ist bei der eigentlichen Reko mit anwesend, wird auch manchmal aktiv und mit in die Methoden eingebunden. Das »unmögliche Gespräch« bestand nun darin, das, was unmöglich zu besprechen war, jetzt in diesem Rahmen zu besprechen. Danach kam auch noch ein Gespräch mit meiner Mutter, von meiner Ausbildungsleiterin dargestellt. Nach der Nachbearbeitung in der Gruppe war ich völlig fertig, spürte aber schon kurz darauf eine unglaubliche Kraft und Energie in mir. So, wie ich es selten zuvor erlebt hatte. Und ich fühlte mich in den Tagen nach meiner Reko-Erfahrung befreit und dadurch irgendwie schöner und glänzender als vorher.

Das »unmögliche Gespräch«

Was war passiert? Ich hatte die Erlaubnis meiner Eltern bekommen, das zu tun, was ich eigentlich möchte. Mit über vierzig Jahren. Zu diesem Zeitpunkt wusste ich noch nicht einmal, was das genau sein könnte, was ich wirklich wollte. Ich wusste nur, dass es nicht mein damaliges Leben in den hierarchischen Mühlen beim BR war, wo ich nicht die Möglichkeit hatte, etwas selber zu gestalten, geschweige denn zu entscheiden. Anscheinend fanden die Therapeut:innen, dass es in meinem Fall darum ging, Gespräche zu führen, die leider nie stattgefunden hatten und es vielleicht auch nie werden, weil es meinen Eltern, vor allem meinem Vater, aus verschiedenen Gründen nicht möglich ist. Ziel dieser Methode ist es »auszusprechen, was nicht gesagt oder gefragt werden konnte oder durfte, die Annahme des eigenen Schicksals, Frieden zu finden, gehört zu werden, wirklich aus der Rolle des Kindes sprechen zu können und nicht aus einer übergeordneten bewertenden«.[21] Es geht übrigens bei dieser Art der Intervention nicht darum, dass Rollen so wirklichkeitsgetreu wie möglich gespielt werden, sondern es geht darum, einen Raum von Energien und Möglichkeiten zu schaffen, der es dir ermöglicht, neue Perspektiven zu entdecken.

»Ich kann machen, was ich will. Alles ist möglich!«, tönte es ständig die nächsten zwei Wochen in mir. Nach der ersten Euphorie kam die Phase der Reflexion. Ich sah plötzlich Zusammenhänge, die ich vorher noch nie so gesehen hatte, und sah, was meine Reko wiederum mit meiner Angststörung zu tun hatte.

Meine Angst hielt mich klein – jetzt wollte ich aber wachsen

Meine Angst hat mich immer klein gehalten. Sie hat mich Kind bleiben lassen – bis Anfang vierzig. Hilfsbedürftig, nicht belastbar und nicht in der Lage, Entscheidungen zu treffen oder Verantwortung zu übernehmen. Vielleicht wollte meine Angst mich schon länger fragen, auf was ich eigentlich die ganze Zeit warte? Ich hörte sie sagen: Das Leben findet jetzt statt, leg los! Plötzlich machte meine Panik beim Schlange-

---

21 Ebd., S. 103.

stehen und im Stau Sinn. Ich wollte in Wirklichkeit eben gerade nicht warten, festsitzen oder das Gefühl haben, nichts ändern zu können, nicht vorwärtszukommen. Also wollten meine Panikattacken mich also vielleicht auch einfach daran erinnern, dass ich lebendig bin. Und zwar ziemlich lebendig!

Was mir auch klar wurde: Ich wollte nicht länger lügen. Denn zur Lügnerin hatte mich meine Angst auch werden lassen, denn ich verschwieg diesen Anteil meiner Persönlichkeit schließlich vor den meisten Menschen. Wie wäre es, wenn ich die Energie, die ich bisher in meine Panik und deren Vertuschung steckte, stattdessen in etwas investierte, das mich größer und sichtbarer machte? Etwas, das ich selbst konzipiere, bestimme und verantworte.

> ALSO WOLLTEN MEINE PANIKATTACKEN MICH ALSO VIELLEICHT AUCH EINFACH DARAN ERINNERN, DASS ICH LEBENDIG BIN.

Diese Frage ging mir nicht mehr aus dem Kopf und nach einem Abend in meiner systemischen Peergruppe, an dem wir an mir eine neu gelernte Methode ausprobierten, die dazu dient, leichter Entscheidungen in ambivalenten Situationen zu finden bzw. zu fühlen, war der Groschen bei mir gefallen. Ich wusste, dass ich den Bayerischen Rundfunk verlassen und mich ganz auf meine Zukunft als Systemische Beraterin konzentrieren würde. Denn auch beim BR hatte ich oft gewartet, bis irgendein Konzept für eine kleine Idee durch sämtliche Gremien durch war, um am Ende dann doch gecancelt zu werden. Warten wollte ich nicht mehr.

Mein Bedürfnis nach Selbstwirksamkeit war dafür zu groß. Ich wollte erfahren, wie es ist, selber etwas zu gestalten, zu entscheiden und zu verantworten. Es fühlte sich so an, als hätte man irgendeinen Deckel geöffnet, und was da plötzlich rauskam, fühlte sich wie eine Mischung aus Leidenschaft, Tatkraft und Entschiedenheit an. Auch eine Prise Angst war dabei.

Meine Entscheidung habe ich nie bereut

Als ich an diesem Abend nach Hause kam, weckte ich Paul noch mal, um ihm zu sagen, dass ich mich jetzt entschieden hätte und kündigen würde. »Ja ja«, sagte er. Ich wartete noch ein paar Wochen ab, doch an meinem Entschluss war nicht mehr zu rütteln. Ein paar Wochen später kündigte ich. Eine Entscheidung, die ich nie bereut habe – selbst dann nicht, als Corona kam und mir erst mal einen Strich durch meine Pläne machte. Ich nutzte die Zeit, um meinen Businessplan für mein Systemisches Coaching-Unternehmen zu schreiben und bekam von der Arbeitsagentur zum Glück auch Unterstützung. Bis dato war mir aber immer noch nicht ganz klar, wohin die Reise eigentlich genau gehen sollte. Bis ich eines Abends, wir hatten Besuch von einem Freund, einen irischen Podcast über Angst »Owning it« erwähnte, den ich seit Kurzem verfolgte. Warum mache ich eigentlich nicht das deutsche Pendant dazu? Noch am nächsten Tag entstand der Name für meinen Podcast: HALLO ANGST.

Selten zuvor hatte sich eine Idee so stimmig und

richtig angefühlt. Das Schöne daran war außerdem, dass ich einfach loslegen konnte – ohne auf irgendetwas zu warten. Dass ich in meinem Podcast auch mit meiner eigenen Angstgeschichte an die Öffentlichkeit ging, war für mich ein logischer Schritt. Vom Vertuschen hin zum Teilen. Von der einzeln erlebten Scham zu so etwas wie kollektiver Scham. Vom Kampf zur Akzeptanz. Von Angst zu Mut.

5.2 Facts – Systemische Perspektiven

Eine Erzieherin meines Sohnes fragte mich einmal, was ich beruflich mache. »Ich bin Systemische Beraterin. Sagt Ihnen das etwas?«. »Ja, klar, das ist ja super, dann können wir Sie fragen, wenn wir Probleme mit dem Computer haben, oder?« Ich war es gewohnt, dass die wenigsten wissen, was Systemische Beratung oder Therapie bedeutet, was ja auch nicht schlimm ist, aber mit einer Systemadministratorin war ich noch nie verwechselt worden. Ich antwortete: »Ihr könnt mich gerne hinzuziehen, wenn es zwischenmenschliche Probleme gibt, in welchem System auch immer – im Team, mit Vorgesetzen, mit Eltern, unter Kindern, aber mit Computersystemen kenne ich mich gar nicht aus.«

Was bedeutet es überhaupt, wenn von *systemisch*, *Systemischer Beratung/Coaching*, von *Systemischer Therapie* oder *Systemischer Organisationsberatung* die Rede ist?

Das systemische Denken hat seinen Ursprung in der Familientherapie bzw. in der daraus entstandenen Systemischen Familientherapie. Als deren Pionierin gilt die US-amerikanische Psychotherapeutin Virginia Satir (1916–1988). Sie war während der 1950er-Jahren die Erste, die damit anfing, ganze Familiensysteme in Therapiesitzungen einzuladen, um gemeinsam Muster, Verwicklungen sowie die gegenseitigen Wechselwirkungen herauszuarbeiten und neue Wege des Miteinanders zu entwickeln. Das war zu dem

Zeitpunkt ein Tabubruch, da man bisher immer nur das einzelne Symptom eines Familienmitglieds behandelt hatte.

Ein Problem ist selten das Werk von nur einem:r

Virgina Satir vertrat hingegen die Ansicht, dass man das Symptom eines Einzelnen nur vor dem Hintergrund des ganzen Systems – als Ausdruck bestimmter Beziehungsmuster – verstehen und verändern könne. Warum? Weil ihrer Meinung nach auch jedes Mitglied zur Entstehung, zur Aufrechterhaltung sowie zur Lösung des Problems beiträgt. Ein Problem ist in diesem Sinne als Gemeinschaftswerk zu verstehen. Als Netz interagierender, interdependenter Elemente. Dieses funktioniert nur dann, wenn jede:r eine bestimmte Rolle bzw. Funktion übernimmt. Somit hat jedes Verhalten – als Interaktion – innerhalb des Systems eine Funktion. Dabei kommt es auch darauf an, welche Bedeutung und welchen Sinn dem jeweiligen Verhalten zugeschrieben wird und von wem.

Eine Angststörung zum Beispiel oder eine andere psychische Erkrankung wird im systemischen Sinne erst mal als Lösungsstrategie des:der Betroffenen für ein wie immer auch geartetes Problem innerhalb des Systems verstanden. Ein Versuch, für den der:diejenige eventuell einen hohen Preis zahlt – der aber genauso gut einen Vorteil, einen Gewinn bringen kann. Virginia Satirs Haltung geht Hand in Hand mit der Humanistischen Psychologie, die der *Psychologie der Krankheit* eine *Psychologie der Gesundheit* gegenüberstellt, in deren Fokus nicht die Defizite, sondern die Ressourcen eines jeden Menschen und Systems stehen.

5 Der systemische Blick auf Angst

Satirs These: Wir alle haben die notwendigen Ressourcen, um uns zu entwickeln und zu wachsen.

Ziel ist die Aktivierung von Ressourcen

Systemisch denkende und arbeitende Menschen versuchen, in der Beratung/Therapie Ressourcen ausfindig zu machen, sie zu aktivieren und den Klient:innen so zur Verfügung zu stellen. Neben dem Verdeutlichen von Mustern und der Analyse vorhandener Ressourcen sollte es immer das Ziel sein, die Anzahl der Wahlmöglichkeiten der Klient:innen zu vergrößern. Im Sinne des ethischen Imperativs, den der österreichische Physiker, Kybernetiker und Philosoph Heinz von Foerster formulierte: »Handle stets so, dass die Anzahl der Wahlmöglichkeiten größer wird.«

Es gibt keine Wahrheit – wir konstruieren unsere Wirklichkeit

Eine der wichtigsten Theorien, auf der systemisches Denken und Handeln basiert und aufbaut, ist der Konstruktivismus. Auch hier lieferte Heinz von Foerster als Vertreter eines radikalen Konstruktivismus ein griffiges Zitat, das gerne ins Spiel gebracht wird, wenn es um den Konstruktivismus geht: »Wahrheit ist die Erfindung eines Lügners.« Sprich: Es gibt keine eine Wirklichkeit, denn die Umwelt, so wie sie jede:r wahrnimmt, ist unsere Empfindung und somit höchst subjektiv. Daraus folgt, dass auch Probleme letztlich Konstrukte sind, die durch bestimmte Bewertungen, Erfahrungen oder problemhafte Interpretationen entstehen.

Beratung auf Augenhöhe und mit Empathie

Basierend auf dieser Grundannahme, würde sich ein:e systemische:r Berater:in/Therapeut:in weder anmaßen, konkrete Tipps zur Lösung des Problems geben zu können noch es in irgendeiner Form zu bewerten. Stattdessen findet die Beratung auf Augenhöhe und auf der Basis von Emapthie statt. Die Klient:innen sind – als Expert:innen ihrer eigenen Wirklichkeit – gefragt, möglichst eigenverantwortlich und selbst organisiert Lösungen zu finden. Dazu gehört es unter anderem, die eigene Wirklichkeitskonstruktion kritisch auf ihre Vor- und Nachteile hin zu überprüfen. Insofern ist Systemische Beratung/Therapie auch immer so etwas wie »Hilfe zur Selbsthilfe«.

Außerdem ist Systemische Beratung/Therapie/Coaching prozessorientiert, was bedeutet, dass keineswegs zu Beginn einer Beratung schon feststeht, wohin die Reise geht. Das geben die Klient:innen innerhalb des Prozesses vor.

5 Der systemische Blick auf Angst

Systemisches Denken wird heute in allen Bereichen angewandt

Wie bereits in Kapitel 2.2 erwähnt, ist die Systemische Therapie heute als Richtlinienverfahren für Erwachsene anerkannt, das heißt, sie wird als ambulante Leistung von den gesetzlichen Krankenkassen bezahlt. Systemisches Denken wird allerdings schon lange nicht mehr nur im klinischen Bereich angewandt und an den Rändern sozialpädagogischer Diskurse verhandelt. Heute ist systemisches Denken in vielen Feldern – von der Wirtschaft bis hin zur Politik – angekommen und wird in der Zusammenarbeit mit Einzelnen, Paaren, Teams oder Führungskräften eingesetzt.

Wie kann man den systemischen Ansatz nun aber auf Angst bzw. Angst- oder Panikstörungen anwenden?

Grundsätzlich schauen Systemiker:innen nicht so intensiv in Richtung der möglichen Ursachen einer psychischen Störung, sondern richten ihr Augenmerk auf das, was die Störung aufrechterhält bzw. zu einer Störung werden lässt. Also zum Beispiel: Wie wird aus einer Panikattacke eine Panikstörung und was kann ich als Beraterin/Therapeutin tun, um diesen Prozess zu stören?[22] Bei Angst und Panik spielt dabei immer die Angst vor der Angst eine wichtige

---

22 Vgl. Voigt, Daniel: Ängste, Panik, Sorgen. Reihe: Störungen systemisch behandeln. Heidelberg 2021, S. 88.

Rolle. Der Angstkreislauf, der Teufelskreis oder die *störungserhaltenden Feedbackschleifen*, wie Systemiker:innen es auch nennen. Eine Angststörung wird nicht als Persönlichkeitsmerkmal des Betroffenen verstanden, sondern als Wechselwirkungsprozess, auf den man gezielt Einfluss nehmen kann. Wie? Indem man den einzelnen an diesem Prozess beteiligten Elementen (Verhalten, Gefühle, Gedanken, Körperreaktionen) neue Bedeutungen bzw. Funktionen zukommen lässt. Ein Beispiel für eine Umdeutung von Panik, ein sogenanntes *Reframing* (Glossar) könnte so gehen: Wenn du vor allem infolge von zu viel Stress dazu neigst, Panikattacken zu bekommen, könnte es ja auch sein, dass dich die Panik in Form einer Attacke darauf hinweisen möchte, dass du mehr acht auf dich geben sollst. Weil du so gar nicht achtsam mit dir umgehst, ist die Panikattacke sozusagen die letzte Möglichkeit, um dich »auszuschalten«. Das Gefühl ist nicht angenehm, ich weiß, aber die Absicht, die sich dahinter verbergen könnte, ist an sich eine Schutzfunktion. Wenn es dir gelingt, deine Panik auch als wohlwollendes Alarmsystem zu reframen, ist dein Kreislauf schon ein Stück weit durchbrochen. Du brauchst keine Angst vor etwas haben, das dich schützen möchte.

> DU BRAUCHST KEINE ANGST VOR ETWAS HABEN, DAS DICH SCHÜTZEN MÖCHTE.

Ziel kann es nur sein, die Angst zu integrieren

Sämtliche Strategien die Angst zu bekämpfen – sei es durch Vermeidung, Kontrolle, Kanalisierung der Angst in Arbeit, Sport etc. oder ihrer Vernichtung in Form von Ablenkung oder Suchtverhalten – stärken die Angststörung letzten Endes. Wie schon in 5.1 erläutert, gehen systemische Angstexperten wie Bernd Schumacher davon aus, dass:

»Der Versuch die Angst im Bewusstsein unter Kontrolle zu halten dazu führt, dass die Angst ins Bewusstsein gerückt wird, was wiederum dazu führt, dass sie dort kontrolliert werden muss, ad finitum. In Versuchen der aktiven Negation fließt alle aufgewandte Energie gegen die Angst der Angst selbst zu und verstärkt sie, (...).«[23]

Vor diesem Hintergrund kann es nur das Ziel Systemischer Therapie von Angstphänomenen sein, die Angst zu integrieren, anstatt sie loswerden zu wollen (was im Übrigen gar nicht möglich ist, wie auch schon in 5.1 erläutert). Um sie als Teil von dir zu akzeptieren, kann es auch hilfreich sein, die Angst als Teil der eigenen Wirklichkeitskonstruktion zu hinterfragen. Denn aus systemischer Perspektive gibt es keine Störung ohne die entsprechende Konstruktion von

---

23 Schumacher, Bernd: »Es muss was geschehen, aber es darf nichts passieren« – Systemische Strategien bei Einzelklienten mit Angststörungen. Verfügbar unter: https://www.lag-rp.de/files/downloads/bs_systemische_strategien%20Angsttherapie%20Dr.%20Bernd%20Schuhmacher.pdf (4.01.2022)

Wirklichkeit – also ohne entsprechende Glaubenssätze, Überzeugungen oder Erfahrungen. Für was war die Angst in deinem bisherigen Leben eine gute Lösung? Macht das heute noch Sinn?

Du bist nicht deine Angst

Es geht darum, eine neue Beziehung zwischen dir und deiner Angst zu schaffen, die du aktiv gestaltest. So, dass die Angst dir nicht mehr passiert, sie über dich kommt wie eine fremde Macht, die dich ohnmächtig werden lässt. Du arbeitest mit ihr zusammen und weißt vor allem: Du bist nicht deine Angst. Sie ist nur ein Teil von dir – neben vielen anderen Teilen.

Wie auch zwischenmenschliche Beziehungsarbeit, erfordert dieser Prozess Ehrlichkeit, den Wunsch nach Veränderung und ja, Mut. Wo soll ein Mensch mit zu viel Angst Mut herzaubern, willst du jetzt wissen? Die systemische Antwort lautet: Weil du zu viel Angst hast, hast du auch die nötige Energie, um sie in Mut zu verwandeln. Ohne Angst – keine Herausforderung – kein Mut.

5.3 Wie du mithilfe von systemischen Methoden die Beziehung zu deiner Angst neu gestalten kannst

So wie es mir erging, als mich zum ersten Mal jemand danach fragte, ob ich meiner Angst schon einmal zugehört hätte, ergeht es vielen meiner Klient:innen, wenn ich ihnen heute dieselbe Frage stelle. Ich sehe es in ihren Gesichtern, dass sie meine Idee innerlich abwehren, damit einfach nichts anfangen können oder sie zumindest schräg finden. Alles in Ordnung und nachvollziehbar für mich.

Meistens erzähle ich dann von Erat – so heißt der imaginative Freund meines Sohnes. Er lebt schon eine Weile mit uns zusammen, kommt immer dann, wenn es eher stressig bei uns zugeht. Erat kann schon Autofahren und ist älter als mein Sohn, der ihn bewundert und sich von ihm behütet fühlt. Deswegen kam er an schwierigen Tagen auch schon mit in den Kindergarten, als beschützender Begleiter. Während Kinderpsycholog:innen imaginative Freunde lange Zeit als Zeichen für eine psychische Störung hielten, ist heute das Gegenteil der Fall: Ein unsichtbarer Freund gilt als Indikator dafür, dass ein Kind auf kreative Weise die eigenen Gefühle reguliert und sich in herausfordernden Situationen zu beruhigen weiß.

Warum sollten nur Kinder imaginäre Freund:innen haben dürfen?

Deswegen fordere ich: Erats für alle! Beziehungsweise, wenn es Kindern nachgewiesen guttut, mit den eigenen Gefühlen über einen imaginativen Freund in Kontakt zu sein, warum sollten dann Erwachsene nicht auch mit ihren Gefühlen in einer ähnlichen Art und Weise kommunizieren?

Meistens wächst so das Verständnis für mein Anliegen, mit der Angst spielerisch in Kontakt zu treten, wie mit einem:r Freund:in. (Doch wer nichts damit anfangen kann, sollte es auch besser lassen. Es gibt nichts Schlimmeres als unfreiwillige Imagination.)

Nützliche Inputs für den Entwurf deiner Angst-Gestalt

Aber wie geht das nun? Wie entwerfe ich meine:n Angst-Freund:in?
Folgende Fragen können dir hierbei hilfreich sein:

- Wie sieht sie/er/es aus?
- Ist sie/er/es eher groß oder eher klein?
- Spricht sie/er/es eher schnell und hoch oder tief und dunkel?
- Nach was könnte sie/er/es riechen?
- An wen erinnert sie/er/es dich?
- Ist die Angst eine Sie, ein Er oder ein Es?
- Wie könnte sie/er/es heißen?

5 Der systemische Blick auf Angst

- Was hat sie/er/es an?
- Welche Farbe assoziierst du mit ihr:ihm?
- Was für eine Message könnte auf ihrem:seinem T-Shirt stehen?
- Stell dir vor, du schreist deine Angst an, weil sie dich mal wieder so richtig piesackt. Was teilst du ihr mit?
- Wie würdest du einem Fremden eure Freundschaft beschreiben?
- Angenommen, du würdest deine Freundin oder deinen Freund verlieren. Was würdest du an ihm:ihr am meisten vermissen?
- Wer würde sich am meisten wünschen, dass du deiner Freundin/deinem Freund den Rücken kehrst? Warum? Wer am wenigsten?
- Welchen Einfluss hat die Figur auf dein Leben, auf deine Beziehungen, auf deine Identität?
- Welchen Einfluss hast du und was könnte sich dadurch verändern?

Wer gut zeichnen kann, ist natürlich eingeladen, seine »Angst in Gestalt« auf dem Papier zu visualisieren. Ansonsten entwirfst du sie einfach nur in deinem Kopf. Die Journalistin und Autorin Antonia Wille erzählt in ihrem Buch »Angstphase«[24], ausführlich über ihre Beziehung mit Katja, wie sie ihre Angst nennt. Mit Katja

---

24 Wille, Antonia: Angstphase – Warum ich meine Angst annehmen musste, um wieder frei und selbstbestimmt zu leben. München 2020.

redet sie auch in Gedanken, was ihr besonders in akuten Situationen zu helfen scheint.

Das Sprechen mit meiner Panik macht sie weniger intensiv

Ich persönlich habe keinen Namen für meine Panikstörung, spreche aber dennoch mit ihr.[25] Vor allem, wenn sie sich langsam aber sicher bemerkbar macht, trete ich in Kontakt mit ihr. Dann sage ich zum Beispiel Dinge wie: »Ach, du schon wieder. Womit kann ich dienen? Was läuft denn deiner Meinung nach nicht gut?« Oder: »Hey, es nervt, dass du ausgerechnet jetzt kommst. Muss das sein?« Oder auch: »Na, wolltest du mal wieder ›Hallo‹ sagen, um mich zu erinnern, dass es dich auch noch gibt? Komm einfach, dann schauen wir mal ...« In den meisten Fällen hilft es mir, die Panik anzusprechen, bevor sie sich mit voller Wucht ausbreiten kann. Nämlich dann, wenn ich sie ignoriere,

---

25 Dass ich mich und meine konkreten Erfahrungen in einem Coaching einbringe, mache ich nur, wenn es mir sinnvoll erscheint. Viele Angst-Klient:innen finden, es sei ein Vorteil, dass ich selber betroffen bin und mich deshalb besser in ihre Gefühlswelt hineinversetzen kann etc. Ich finde, dass es weder ein Vorteil noch ein Nachteil ist. Die Gefahr besteht darin, sich mit den Klient:innen in irgendeiner Weise gemein zu machen und ihnen Ansätze zur Verfügung zu stellen, die einem selber geholfen haben, die aber deswegen nicht bei jedem:r genauso hilfreich sein müssen. Das gilt natürlich auch für dieses Buch: Ich bin mir darüber im Klaren, dass meine Erfahrungen und Methoden nicht für jede:n passend sind.

sie versuche zu verdrängen, oder wenn ich so tue, als spürte ich sie nicht. Wenn ich so rechtzeitig in Kontakt mit ihr trete, flacht die Intensivität des Gefühls, das ansonsten so unerträglich heftig ist, ab. Im Auto, oder an anderen Orten, wo ich alleine bin, spreche ich übrigens wirklich laut mit meiner Angst, wenn sie angeschlichen kommt.

Was sagt die Angst zu dir?
Vertraue deiner Intuition

Zugegeben, schwieriger ist es mit dem Zuhören. Was sagt die Angst dir? Doch wenn du anfängst zu spielen, ähnlich einem Kind, das abwechselnd zwei Rollen übernimmt, wird schon etwas kommen. Irgendein Impuls, dem du nachgehst und schaust, was sich daraus entwickelt. Das funktioniert sehr intuitiv und ist sehr wahrscheinlich auch nicht gleich beim ersten Mal umwerfend erhellend.

Ich erinnere mich an meine ersten Versuche und weiß noch, dass die Angst zu mir immer Folgendes sagte: »Du schaffst das nicht.« Ein Satz, der nach einem Glaubenssatz klingt. Von dort aus ging es dann weiter. »Du bist zu schwach, …«.

Wer sich traut, könnte auch Karteikarten an Freund:innen, Partner:innen oder Verwandte verteilen. Darauf notierst du folgende Frage, die sie gerne schriftlich beantworten dürfen: Was glaubst du, welche Botschaft meine Angst/Panik an mich hat?

Was das bringt?

Vor allem im Fall einer akuten Panikattacke, kann die Kontaktaufnahme insofern helfen, als du durch sie Distanz zwischen dir und der Panik herstellst – ohne sie dabei zu verdrängen – und so dafür sorgst, dass sie dich nicht überwältigt. Der Name sowie die Vorstellung, wie sie aussehen könnte, dienen dazu, das Gefühl, das in deinem Inneren verortet ist, nach außen zu holen, um es greifbarer und die Beziehung zu ihm gestaltbarer zu machen. Vor allem für Menschen, denen es schwerfällt, überhaupt Zugang zu den eigenen Gefühlen zu haben, kann dieser Dreh hilfreich sein.

Und noch ein kleiner Hinweis: Klar ist das eine Methode, die der Angst – ähnlich wie jene Strategien zur eigentlichen Vermeidung von Angst – einen großen Raum einräumt. Der Unterschied besteht darin, dass dieser Ansatz genau das will und nicht etwa das Gegenteil. Du gibst deiner Angst Platz, gehst in Kontakt mit ihr, schaust ihr sozusagen in die Augen. Durch die – wenn auch nur fiktive – Kommunikation findet ein (fiktiver) Austausch statt, bei dem auch du die Chance hast, stark zu bleiben oder sogar stärker zu werden als deine Angst.

Der Angst einen Platz im Restaurant reservieren

Der Psychologe, Psychotherapeut und Autor Daniel Voigt berichtet in seinem Buch »Ängste, Panik, Sorgen«[26] davon, wie er einem seiner Klienten mit Agoraphobie vorschlägt, bei einem Restaurantbesuch, vor dem er sehr große Angst hat, noch einen weiteren Platz zu reservieren. Für seine Angst. Schließlich sei die ja auch dabei. Wenn die Bedienung fragt, könne er ja sagen, dass eventuell noch jemand käme. Was zunächst skurril für alle Beteiligten klingt, stellt sich für den Betroffenen als äußerst hilfreich dar. Sobald sich die Angst bei ihm bemerkbar gemacht habe, hätte er sie auf ihren Platz geschickt – in Gedanken, versteht sich. Eine großartige Intervention, die darauf abzielt, den gewohnten Angst-Ablauf zu stören, um dem Klienten zu zeigen, dass es auch anders geht.

Dekonstruiere deine Angst

Zur Erinnerung: Angst ist ein Konstrukt. Dein Konstrukt. Sie ist Teil der Wirklichkeit, die du konstruierst. Vor diesem Hintergrund lohnt sich eine kritische Analyse deiner Wirklichkeitskonstruktion. Diese basiert sehr oft auf Glaubenssätzen, Überzeugungen oder Bedeutungszuweisungen, die wir uns in der Kindheit oder Jugend angeeignet haben, die aber für uns als Erwach-

---

26 Voigt, Daniel: Ängste, Panik, Sorgen. Reihe: Störungen systemisch behandeln. Carl Auer Verlag, Heidelberg 2021. S. 191.

sene eventuell keinen oder kaum noch Sinn machen. Wenn wir diese Konstrukte benennen und entlarven, fällt es uns vielleicht leichter, sie durch neue, sinnvollere Konstrukte zu ersetzen.

In meinem Fall zum Beispiel waren folgende Elemente auf verschiedenen Ebenen an der Konstruktion meiner Angst-Wirklichkeit beteiligt:

Glaubenssätze – in Bezug auf meine Angst

- Angst ist schlimm.
- Noch schlimmer ist Panik.
- Wenn man die Kontrolle verliert, ist das das Schlimmste, was einem passieren kann.
- Man kann schnell mal verrückt werden, wenn man nicht aufpasst.
- Angst soll weg. Panik soll weg.
- Alles, was mit Krankheit und Leid verbunden ist, ist »schrecklich« oder »schlimm«.
- Es kann immer etwas ganz Schlimmes passieren.
- Eine Erkältung kann, wenn man Pech hat, zu einer tödlichen Krankheit werden.
- Wenn man gut auf sich achtet, ist man sicherer.
- Eigentlich ist man aber nie sicher.

Im Nachhinein wurde mir klar, dass mein Leben in Habachtstellung schon lange keinen Sinn mehr machte. Denn: Was war schon Schlimmes passiert – außer, dass mich meine Angst ständig am Leben hinderte? Sie hielt mich klein und sorgte dafür, dass ich bloß keine Verantwortung für mich oder andere übernehmen musste. Ab da wusste ich, dass ich mir eine neue Welt konstruieren musste, wenn ich noch etwas anderes außer das Altbekannte in meinem Leben erleben wollte.

Doch wie entwirft man eine neue Wirklichkeit, die Sinn ergibt? Darum geht es unter anderem im nächsten Kapitel, das Angst und Kreativität thematisiert.

Sieben Anregungen für ein spannendes erstes Date mit deiner Angst

- Warum du wirklich keine Angst davor haben musst, deine Angst besser kennenzulernen? Weil sie sowieso schon ein Teil von dir ist und meistens nur darauf wartet, bis du sie endlich siehst und hörst.
- Denk daran: Ihr müsst keine besten Freund:innen werden. Es geht ja erst mal nur ums miteinander warm werden.
- Überlege dir Fragen, die du deiner Angst schon immer stellen wolltest.
- Wenn keine gute Kommunikation zustande kommt, nicht gleich aufgeben. Wer seine Angst plötzlich zum Austausch einlädt, muss damit rechnen, dass diese auch erst mal überfordert ist.
- Wie gut sich ein erstes Treffen anfühlt, bestimmt auch der Ort, die Atmosphäre: ein Spaziergang im Wald, eine Parkbank, das heimische Sofa oder ganz businesslike der Schreibtisch. Dort, wo du dich wohlfühlst.

5.3 Wie du mithilfe von systemischen Methoden

- Trefft euch nicht gleich über mehrere Stunden. Kleine Schnupper-Einheiten reichen vorerst.
- Dokumentiere! Halte alles fest – schreibend, fotografierend, zeichnend, tanzend etc. –, was während des Treffens mit deiner Angst an Impulsen, Gedanken und Fragen auftaucht.

6
Angst und Kreativität

6.1 Wie aus meiner Angst mein Mut wurde

Angst und Kreativität – klingt nicht gerade nach einem Dream-Team. Doch etwas Kreatives im Sinne von etwas Neuem kann ohne Angst nicht entstehen. Genauso wie es ohne Angst keinen Mut gibt.

Ich gebe zu, dass ich erst gezwungen werden musste, kreativ zu werden. Erst, als ich einsah, dass meine bisherige Strategie – die Angst loswerden zu wollen – nicht funktionierte, wurde mir klar: Jetzt solltest du dir etwas anderes, etwas Neues überlegen. Bis zu dieser Erkenntnis waren über 20 Jahre vergangen. Jahre, in denen ich aus heutiger Sicht im *Dazwischen* festhing, in einem ambivalenten Zustand: halb Kind, halb erwachsen, halb anwesend, halb abwesend, halb wollend, halb nicht könnend, halb lebendig, halb tot.

Angst kommt, wenn Fragen nicht oder falsch beantwortet werden

Der Begriff des *Dazwischen* stammt in diesem Zusammenhang von dem Philosophen, Psychologen und Systemischen Therapeuten Hans Rudi Fischer. Er spricht von Kreativität gar als »Lohn der Angst«[27]. Sein Essay, in dem er den Versuch unternimmt, Angst als Ressource zu begreifen, die Veränderung und somit auch Kreativität erst ermöglicht, hat mich sehr angesprochen. Seine Sicht auf Angst macht für mich Sinn, weil ich mich und meine persönliche Angstgeschichte in seinem Ansatz wiederfinde.

Eine von Fischers Thesen lautet: Die Angst macht sich bemerkbar, wenn bestimmte Fragen im Leben eines Menschen nicht oder falsch beantwortet werden. Dadurch ist eine Veränderung beziehungsweise Entwicklung unmöglich und der Mensch bleibt im *Dazwischen* hängen, einem verunsichernden und beängstigenden Zustand. Wenn wir uns jedoch trauen, der Angst ins Gesicht zu schauen und uns den drängenden Fragen zu stellen, ist das, was wir dafür bekommen, ziemlich großartig: Wir können ungeahnte Kräfte spüren, Kreativität und Lust, uns weiterzuentwickeln. Auf Fischers Ansatz gehe ich im Detail in 6.2 noch näher ein. Stattdessen möchte ich dir hier zeigen, wie ich meine persönliche Angstgeschichte auf Basis von Fischers Ansatz heute interpretiere, mit dem Ziel, dass du womöglich auch Impulse für deine eigene Angstgeschichte bekommst.

---

27 Fischer, Hans Rudi: Kreativität – Lohn der Angst? Von der Zauberkraft des Verweilens. In: Familiendynamik 33, 1. Stuttgart 2008, S. 34–68.

6 Angst und Kreativität

Gefangen im Dazwischen

Fischers Begriff vom *Dazwischen* bringt es für mich so gut auf den Punkt, weil sich dieser Zustand für mich genauso angefühlt hat. Oszillierend, wabernd – weder das eine noch das andere, ohne Halt, ohne Boden unter den Füßen und natürlich verängstigend.

Heute denke ich, dass ich lange festhing, weil ich:

- das Trauma meiner Kindheit – die Verlusterfahrung bzw. die Scheidung meiner Eltern, die schon vor ihrer Trennung nicht mehr richtig zusammen waren und so eine ziemlich diffuse Soße fabrizierten, nicht wirklich bearbeiten konnte und wollte und so in gewisser Weise verschleppte,

- als Folge auf die Idee kam, nicht so werden zu wollen wie sie, also erwachsen, gebunden, Eltern, verantwortlich, etc. – weswegen ich unbewusst beschloss, ein Kind zu bleiben (ein wütendes Kind und manchmal auch ein trauriges),

- auf verschiedene Arten immer wieder versuchte, meine Angst und Panikattacken zu kontrollieren, sie loszuwerden – obwohl diese Lösungsversuche offenbar nicht funktionierten,

- die Angst bis zu einem gewissen Punkt auch sehr viele Vorteile hatte: keine Verantwortung, keine Kompromisse, (vermeintliche) Freiheit. Warum sollte ich daran etwas verändern wollen?

Wer will ich sein?

Das Problem ist, wenn man getarnt unterwegs ist – als ein als Erwachsene getarntes Kind, schließlich will man ja nicht offenkundig unreif sein – ergeben sich einige Schwierigkeiten, die ich in diesem Buch ja auch schon beschrieben habe. So wird jedes Gegenüber enttäuscht sein, sobald es die Tarnung entdeckt. In meinem Fall: Männer, die mich erst witzig und interessant fanden, dann merkten, dass ich nach außen eine andere abgab, als ich wirklich war. Oder auch Vorgesetzte, die dachten, ich sei ehrgeizig und verantwortungsgeil genug, um die Karriereleiter erklimmen zu wollen. »Dann sind sie halt enttäuscht«, könnte man denken. Nur ergibt sich durch jede dieser Täuschungen/Enttäuschungen auch für einen selber die immer gleiche Verwirrung: Wer bin ich? Wer will ich sein? Wieso kriege ich nie das, was ich mir wünsche? Warum reagiert mein Umfeld irritiert auf mich? Warum bin ich eigentlich nicht da, wo ich sein will?

WER BIN ICH? WER WILL ICH SEIN?

Fragen, die kurz in mir aufpoppten, die ich dann aber gekonnt verschwinden ließ. Denn mit ihnen kam die Angst – und manchmal sogar die Panik. Die Panik, die überraschend und diffus daherkam, bei der es aber an sich darum ging, nicht den richtigen Platz im Leben gefunden zu haben und ihn auch nie zu finden. Panik, irgendwie falsch zu sein. Panik, das Leben zu verpassen. Panik, es nicht mehr zu schaffen.

6 Angst und Kreativität

Angst als Argument

Anstatt der Panik zuzuhören, sich ihr zu stellen und ihr »Hallo« zu sagen, benutzte ich sie weiter als Argument. Als Argument für alles, was ich nicht konnte. Verantwortung übernehmen, Entscheidungen treffen, eine Beziehung führen und so weiter. So sorgte ich dafür, dass mich meine Angst klein und schwach hielt. Und ich hatte immer die Ausrede: »Ich habe halt Angst ...«

Als ich wusste, dass ich nicht länger im Dazwischen festhängen wollte, ging ich im Grunde ziemlich logisch vor. Wenn ich jahrzehntelang gegen meine Angst gekämpft hatte und diesen Kampf nicht gewinnen konnte, kam für mich nur noch die Kapitulation infrage. Allerdings mit anschließender Friedenspfeife, denn ich wollte mit meiner Angst in Frieden leben.

Die Veränderung fängt mit Akzeptanz an

Das hieß, die Angst erst mal zu akzeptieren, als Teil von mir, wie ich es in Kapitel 5 bereits ausführlich erläutert habe. Allein die Akzeptanz – verbunden mit dem Loslassen des ewigen Kampfes – setzte schon so viel Energie in mir frei, dass ich eine Ahnung davon hatte, dass genau hier der Hase begraben sein musste. Das war die Richtung, in die mich meine Angst schon so lange lotsen wollte. Was sich alles durch diesen einen Impuls in Bewegung setzte, war unglaublich. Das ging nicht von heute auf morgen und der Prozess der Veränderung dauerte letztlich gut zwei Jahre. Dass ich meiner Angst in der Konsequenz einen Podcast, ein Buch und meine Tätigkeit als Systemische Beraterin widmen würde, hätte ich mir lange nicht vorstellen können. Ein radikaler, aber für mich logischer Schritt: vom Verdrängen und Verstecken an die Oberfläche, ehrlich, in die Öffentlichkeit, zu den Menschen, denen es ähnlich geht.

Angst als Vorstufe einer anstehenden Veränderung

Ich hatte angefangen, nach den Fragen zu suchen, die ich so lange nicht beantworten wollte. Was hält mich auf, das zu tun, was ich will? Ich versuchte dann, Antworten zu suchen und zu finden. Ich tat es, weil ich das Gefühl hatte, dass dann etwas Schönes passieren könnte. Und weil ich nicht mehr warten wollte. Interessanterweise waren viele meiner Panikattacken ja mit dem Thema Warten verbunden! Warten, bis ich die Angst endlich besiegt hätte. Warten, bis ein Wundermittel gegen Angst auf den Markt kommt. Warten, bis sich die Angst in Luft auflöst. Also hörte ich auf zu warten und legte los. Kündigte, machte mein eigenes Ding und fing an zu erfahren, was es heißt, selbstwirksam zu arbeiten.

Hans Rudi Fischers Interpretation von Angst besagt, dass Angst so etwas wie eine Vorstufe von Veränderung ist. Im Sinne von: Angst ist ein Signal dafür, dass du kurz davor bist, etwas Großes zu vollbringen, etwas Neues zu erschaffen, etwas zu verändern – dich persönlich weiterzuentwickeln. Das klingt tröstlich, macht Mut und in meinem Fall hat es sich genauso angefühlt. Wenn ich all das nur schon eher gewusst hätte!

Und noch eine gute Nachricht für Menschen mit Angst- und/oder Panikstörungen: Fischers Essay legt nahe, dass sich Angst und Kreativität keinesfalls ausschließen. Ohne Angst, kein Mut, keine Kreativität – alles hängt zusammen, gehört zum Menschsein dazu, wenn auch auf eine ambivalente Art und Weise: Jeder Mensch ist kreativ, indem er in der Lage ist, etwas Neues zu denken, zu machen oder zu fühlen, also sich zu verändern – und jede:r hat Angst – mehr oder weniger – vor dem Neuen. Angst und Kreativität – diese beiden Pole gilt es also zu vereinen, zu überwinden.

Wenn wir unsere kreativen Ressourcen aktivieren wollen, um zum Beispiel eine neues Angst-Mindset zu gestalten, brauchen wir zweifellos Mut. Mut, um uns auf unbekanntes Terrain vorzuwagen. Doch woher sollen ausgerechnet wir Angsthäsinnen und Angsthasen Mut nehmen? Die Antwort mag absurd klingen: Die Quelle ist unsere Angst. Denn ohne sie gäbe es Mut gar nicht, hätte Mut keinen Sinn. Mut besteht ja darin, die Angst zu überwinden. Nicht, sie zu ignorieren! Nein, sondern zu sagen »Du bist da, ich weiß – aber ich mache es trotzdem«.

Die Zukunft in Szene setzen

Meine Veränderung leitete ich übrigens in einer Art Ritual ein, eine kreative Performance, die ich und alle anderen Kolleg:innen zum Abschluss unserer Weiterbildung als Systemische Berater:innen konzipieren und aufführen sollten. In kleinen Teams war es unsere Aufgabe, spielerisch rüberzubringen, was wir aus den zwei Jahren Ausbildung mitgenommen haben und wo die Reise hingehen könnte. Und jetzt ratet mal, wie ich meine Zukunft in Szene setzte? In Form eines Interviews, in dem ich über meinen Podcast und mein Buch erzählte. Zu diesem Zeitpunkt war keines der Projekte auch nur annähernd geplant. Ich werde nie den Kommentar meines Ausbilders vergessen: »Katharina, dir ist schon klar, dass das alles jetzt auch so kommt, oder?«

Ein halbes Jahr später gab es meinen Podcast. Als mich mein Verlag wenige Monate später wegen eines Buchkonzepts anfragte, war ich sehr erfreut, aber nicht wirklich überrascht und hatte ständig folgenden Satz im Kopf: »Es wirkt tatsächlich.« In meinem Fall hat es gewirkt. Wie es eventuell auch bei dir wirken kann, verrate ich unter 6.3.

6.2 Facts – Angst und Kreativität

Der Kreativitätsbegriff bezieht sich sprachlich auf das lateinische Wort »creare«, was so viel bedeuten kann wie »etwas Neues erschaffen, hervorbringen, zeugen, gebären, ins Leben rufen«. Zunächst war diese Fähigkeit allein Gott zugeschrieben und unter dem Begriff »Creator« (Schöpfergott) zusammengefasst. Im Laufe des 17. Jahrhunderts schrieb man Kreativität schließlich auch Menschen zu, allerdings nur besonders hervorragenden Menschen: sogenannten Genies.

Kreativitätshype:
Wenn Kreativität zum Zwang wird

Heute ist Kreativität längst nicht mehr nur Genies vorbehalten. Im Gegenteil: Jede:r versucht, kreative Lösungen für die immer komplexer werdenden Probleme unserer Zeit zu finden. Führungskräfte, Mitarbeiter:innen, Erzieher:innen, Lehrer:innen, Städteplaner:innen und Politiker:innen – man kann von einem regelrechten Kreativitätshype sprechen. Die Gründer der bekannten Werbeagentur »Zum goldenen Hirschen«, Marcel Loko und Bernd Heusinger fordern in ihrem Buch »Kreativiert euch!« gar die Einführung eines Kreativitätsministeriums in Deutschland. Dieses wäre damit beschäftigt, die Kreativwende, wie sie es nennen, zu vollziehen. Freies, schöpferisches Denken würde bereits im Kindergarten und der Schule, in sämtlichen Bereichen unserer Gesellschaft bis in die Spitzen hinein vermittelt werden.[28]

Ein Ansatz, der meiner Meinung nach eher in einer Kreativitätsdiktatur enden könnte. Schließlich lässt sich Kreativität nicht von oben vorschreiben. Zugegeben, Menschen werden unter extremen Bedingungen zu Kreativität gezwungen, Stichwort: Corona-Pandemie. Der Unterschied zu einer staatlich geförderten Kreativität besteht jedoch darin, dass sich die Menschen auch während der Pandemie-Lockdowns aus freien Stücken Ideen haben einfallen lassen. Weil sie Lust hatten, nicht weil sie von einer:m Kreativitätsminister:in dazu in irgendeiner Form animiert wurden.

Definitionen von Kreativität

Aber was meinen wir heute eigentlich genau, wenn von Kreativität die Rede ist? Im Weitesten geht es darum, »bekannte Elemente so zu kombinieren, dass etwas Neues oder Originelles entsteht, das brauchbar oder nützlich ist«.[29] Die US-Wissenschaftler unterscheiden oft zwischen der sogenannten »Big-C«-Kreativität und der »Little-c«-Kreativität. Big-C umfasst künstlerisches Schaffen, das außer-

---

28 Heusinger, Bernd; Loko, Marcel; Blach, Martin: Kreaviert euch! Damit Deutschland wieder genial wird. München 2018.
29 Mark A. Runco & Garrett J. Jaeger: The Standard Definition of Creativity, Creativity Research Journal, 24:1, 2012, S. 92-96.

gewöhnliches Talent und/oder erlernte Techniken, Können sowie Ideen erfordert. Musiker, Maler, Künstler, Filmemacher, Schriftsteller usw., die der Allgemeinheit ihre Artefakte zur Verfügung stellen und damit Einfluss auf das Denken, Fühlen und Leben der Menschen nehmen. Von Little-c ist die Rede, wenn es um Kreativität im Alltag geht, also um eine Fähigkeit, die wir mehr oder weniger alle besitzen, indem wir Probleme lösen, den Garten gestalten, mit Kindern spielen, uns eine Ausrede einfallen lassen, uns kleiden oder den nächsten Urlaub planen.

Der US-amerikanisch-kanadische Psychologe Steven Pinker formuliert es in seinem Buch »Wie das Denken im Kopf entsteht« folgendermaßen:

»*Wir sind alle erfinderisch. Jedes Mal, wenn wir einen geeigneten Gegenstand unter ein wackeliges Tischbein schieben oder uns einen neuen Bestechungsversuch einfallen lassen, um ein Kind ins Bett zu tricksen, machen wir Gebrauch von unseren geistigen Fähigkeiten, um etwas ganz Neues zu schaffen.*«[30]

Alle können kreativ sein

Ein Kreativitätsbegriff, der im Gegenteil zur romantischen Idee demokratisch und durchaus auch zweckorientiert ist. Kreativ sein bedeutet demnach, etwas Neues zu (er)schaffen, aber auch im Sinne von etwas Neues zu denken, Ideen und Visionen zu entwickeln, neue Verknüpfungen zu-

---

30 Pinker, Steven: Wie das Denken im Kopf entsteht. Frankfurt am Main 2009, S. 445 f.

zulassen, sich auf etwas Neues einzulassen. Und: Der kreative Prozess erfordert nicht, dass am Ende ein Produkt dabei herauskommen muss.

Dass grundsätzlich jede:r kreativ sein kann, davon ist auch die aktuelle Kreativitätsforschung überzeugt. Auch davon, dass Kreativität mithilfe bestimmter Techniken bis zu einem gewissen Grad trainiert werden kann.

Kreative Menschen haben Spaß an Widersprüchen

Insofern ist Kreativität keine Eigenschaft, die man entweder hat oder nicht hat – der:die eine hat sie vielleicht mehr als der:die andere. Kreativität ist nicht objektiv messbar, dennoch gehen Wissenschaftler:innen wie der Sozialpsychologe Hans-Peter Erb von bestimmten Fähigkeiten aus, die Kreativität zumindest begünstigen. Dazu zählen sowohl divergentes (Perspektivwechsel, experimentierfreudig, frei, viele Einfälle) als auch konvergentes (gewöhnlich, streng rational-logisch) Denken, Intelligenz, Beharrlichkeit, eine intrinsische Motivation, also Lust auf etwas Neues, sowie ein gewisses Maß an Ambiguitätstoleranz, was bedeutet, dass jemand kein Problem mit Unsicherheiten, Widersprüchen oder Unvorhersehbarem hat, ja, dass er:sie sogar Spaß daran hat.

In einem seiner Youtube-Erklärvideos zum Thema Kreativität[31] weist Erb darauf hin, dass insbesondere herausfordernde Situationen kreative Einfälle verlangen, Menschen

---

31 Sozialpsychologie mit Prof. Erb – Kreativität https://www.youtube.com/watch?v=8XRZDtvzq2E

aber auch kreativ werden, wenn sie von anderen einfallsreichen Personen umgeben sind und sich so inspirieren lassen. In diesem Sinne kann Kreativität bis zu einem gewissen Grad trainiert werden, indem solche Situationen spielerisch imitiert und einzelne dieser Fähigkeiten gezielt angesprochen werden.

Mut entsteht, wenn wir Angst überwinden

Was bedeutet das nun in Bezug auf unser eigentliches Thema, die Angststörung?

Die Kreativitätsforschung geht davon aus, dass Angst Kreativität grundsätzlich im Weg steht. Das ist auch so, wenn sie sich nicht in Mut verwandelt, denn um neue Wege zu gehen, braucht es in jedem Fall Mut. Aber: kein Mut ohne Angst. Um etwas Mutiges zu wagen, brauchen wir Angst, die es dabei zu überwinden gilt. Das ist die andere Seite der Medaille, die alles so schön ambivalent macht – und auch hoffnungsvoll.

Wie schon in 6.1 erwähnt, hat der Heidelberger Philosoph, Psychologe und Systemische Therapeut Hans Rudi Fischer in seinem Vortrag »Kreativität: Lohn der Angst?«[32] den Versuch unternommen, Angst als kreative Ressource für persönliches Wachstum zu umschreiben. Demnach hält Angst Menschen immer dann in einem Zustand des *Dazwischen* fest, wenn bestimmte Fragen des:derjenigen nicht

---

[32] Fischer, Hans Rudi: Kreativität – Lohn der Angst? Von der Zauberkraft des Verweilens. In: Familiendynamik (33) 1, 2008, S. 34–68.

oder falsch beantwortet würden.[33] Dies führe dazu, dass die Betroffenen etwas Neues ausprobierten, weil in dem bisherigen Rahmen weder die entscheidende Frage gestellt noch zufriedenstellend beantwortet werden konnte.

Angst bezieht sich auf unser Verhältnis zu uns selbst

Angst ist für Fischer demzufolge eine Übergangskrise, die sich immer auf die Zukunft bezieht, eine Erwartungsangst oder, wie er es noch nennt, »Ausdruck eines Noch-Nicht-Wissens«[34]. Es gehe um den Widerspruch zwischen dem:der, die:der wir sein möchten und dem:der, der:die wir sind. In der Angst, so Fischer, erlebten wir den Spalt in uns selbst – ein Zeichen dafür, dass mit unserer Beziehung zu uns selbst etwas nicht stimmt. Eine verunsichernde und beängstigende Erkenntnis. Wie auch die Möglichkeit der Veränderung Angst macht, denn sie:

»betrifft das Innere der Person, das, was man Ich oder Selbst nennt und das natürlich eine notwendige Konstruktion ist: Die Angst, ein Anderer zu werden oder Jemand, der man nicht sein möchte, das falsche Selbst zu wählen oder gelebt zu haben: Angst betrifft also das Verhältnis, das wir zu uns selbst haben.«[35]

---

33 Vgl. ebd, S. 43.
34 Ebd. S. 43.
35 Ebd. S. 59.

Fischers Überlegungen machen einmal mehr deutlich: Nicht die Angst ist das Problem, sondern das Verhältnis, das wir mit uns haben, ob wir verfeindet oder befreundet sind mit unseren Gefühlen, Gedanken oder Taten. Empfinden wir zum Beispiel Schuld und Scham in Bezug auf unsere Angst, denken wir häufig, nur dann unsere Würde wahren zu können, wenn wir sie negieren oder weghaben wollen. Da das bekanntlich auf Dauer nicht funktioniert, bleiben wir stecken. Es kann nichts Neues entstehen. Deswegen ergibt sich auch hier die Konsequenz, dass es nur darum gehen kann, die Angst zu integrieren, nicht gegen sie zu kämpfen, und stattdessen mit ihr zu tanzen, wie Fischer es vorschlägt.[36]

Warum wir so viel Angst davor haben, mit unserer Angst zu tanzen? Das hat wieder mit Ambivalenz zu tun und mit unserer Fähigkeit, diese auszuhalten. Denn insgeheim wissen wir: Es gibt kein Leben ohne Tod. Es gibt keine Veränderung ohne Abschied – Abschied von dem Alten. Und noch einmal an dieser Stelle: Ohne Angst kein Mut.

| OHNE ANGST KEIN MUT.

---

36 Vgl. ebd. S. 28

6.3 Coaching: Wie du deine Kreativität herauskitzelst, um offen für Veränderung zu werden

Wie kann aus deiner Angst-Energie nun etwas Neues entstehen?

Wie du das konkret machst, kann ich dir nicht sagen. Du bist die Expertin deines Lebens. Ich weiß nur, dass Kreativität selten auf Knopfdruck passiert. Es bringt also nichts, wenn du dir sagst »Ich muss jetzt kreativ sein«. Das Entscheidende ist auch hier wieder deine Haltung. Eine Haltung der, wie ich es nennen würde, entschiedenen Zuversicht, die sagt »Ich vertraue auf meine Kreativität, bin offen für Neues und es – was auch immer es ist – wird mich finden«. Ich gebe es an dieser Stelle noch mal zu: Ich musste zu dieser Haltung erst gezwungen werden, weil mein altes Mindset offensichtlich nicht mehr funktionierte.

Auf der Basis dieser Haltung kannst du anfangen zu experimentieren. Wichtig hierbei: Du experimentierst, weil du Lust darauf hast, und nicht, weil du denkst, dass du jetzt unbedingt eine neue Beziehung zu deiner Angst erfinden musst. Müssen geht in diesem Fall – und in vielen anderen – nach hinten los!

6 Angst und Kreativität

Bewege deinen Allerwertesten und dein Kopf wird es nach tun

Da Kreativität ja in erster Linie bedeutet, etwas Neues, etwas anderes als das Übliche, das Bekannte zu produzieren – seien es Gedanken, Taten oder Gefühle –, ist es zunächst hilfreich, sich auf dieses neue andere zu fokussieren. Was könnte das für dich sein? Das kannst natürlich auch nur du für dich herausfinden. Trotzdem habe ich ein paar Anregungen, die mir geholfen haben und vielleicht ja auch dir behilflich sein können.

Die erste Idee ist so banal wie wirksam: Setz dich in Bewegung! Um kein Missverständnis aufkommen zu lassen: Nein, es geht mir hier nicht um »Joggen gegen die Angst«, was mit Sicherheit nicht funktioniert. Es geht um eine philosophische Essenz, die darin besteht, erst den Körper in Bewegung zu setzen, sodass die Gedanken folgen können. »Move your ass, and your mind will follow«, so fasst der Filmemacher, Musiker und Philosoph Theo Roos das Motto der praktischen Philosophie zusammen.[37] Man könnte es auch folgendermaßen auf den Punkt bringen: Denken muss nicht dabei helfen, etwas Neues zu denken. Und ganz bestimmt hilft es nicht dabei, etwas Neues denken zu müssen. Wenn wir uns hingegen bewegen, vor allem indem wir einfach nur gehen, fördern wir unsere Kreativität. Das hat ein US-For-

---

[37] Roos, Theo: Philosophische Vitamine – Die Kunst des guten Lebens. Köln 2005, S. 17.

scherteam der Stanford Universität in einer Untersuchung schon 2014 herausgefunden – allerdings ohne genau zu wissen, warum es so und nicht anders ist.[38] Auch schon von Sokrates, dem altgriechischen Philosophen, ist bekannt, dass er seine Dialoge gerne im Gehen führte, um sein Gegenüber zu neuen Erkenntnissen zu *bewegen*.

Ein kleiner Trip mit großer Wirkung

Wie mir die Bewegung geholfen hat, habe ich in Kapitel 6.2 bereits erzählt. In meinem Fall war es allerdings das Spazieren in der Natur. Genauer: Das Flanieren in der Natur – ohne Zweck. Als ich mich auf die Idee meines Therapeuten einließ, wusste ich nicht, wozu das gut sein sollte. Warum ich es trotzdem machte? Weil ich ihm und mir ein wenig vertraute und weil ich Lust hatte, etwas anderes zu machen. Die Folgen meines kleinen Trips ins Unbekannte hätten nicht erbaulicher sein können:

- Mein Vertrauen in mich – und meinen Therapeuten – wurde größer.
- Mein Vertrauen in die Natur – im Sinne einer universellen Verbundenheit – entwickelte sich.

---

38 »Give Your Ideas Some Legs: The Positive Effect of Walking on Creative Thinking«, Marily Oppezzo, Daniel L. Schwartz, Journal of Experimental Psychology: Learning, Memory, and Cognition, DOI: 10.1037/a0036577

- Mein Vertrauen in das Leben im Allgemeinen sowie in die Veränderbarkeit meiner Situation wuchs.
- Die Lust auf mehr Neues nahm zu!

Ein kleiner Trip mit großer Wirkung. Und es gab noch eine Nebenwirkung: Gelassenheit! »Es ist schon alles irgendwie gut«, dachte ich mir, während ich vor meinem Ausflug ins Grüne in ständiger Alarmbereitschaft – »Kann ich so überhaupt weiterleben?« – war.

Sei offen für ein bewegendes Experiment

Was bedeutet das nun für dich? Erst mal nichts, denn was ich erfahren habe, muss für dich nicht ebenso wirksam sein. Dennoch möchte ich dich ermutigen, es zu probieren. So oder anders. Wage ein Experiment und setze dich in Bewegung. Du kannst natürlich auch eine Wattwanderung machen, im Wald spazieren, um einen See wandern, einfach nur um den Pudding laufen oder ein neues Stadtviertel gehend und beobachtend erkunden. Damit es sich von einem üblichen Spaziergang unterscheidet, ist es wichtig, dass du alleine bist, möglichst nicht oder nicht viel sprichst oder telefonierst Ich bin mir sicher, du findest deine eigene Variante. Und ich bin mir ziemlich sicher, wenn du Gefallen daran findest, kommt auch bei dir die Lust auf mehr.

Gestalte dein Umfeld neu

Wenn du nicht so gerne gehst, kannst du dich und dein Mindset auch in Bewegung setzen, indem du an einer kleinen anderen Schraube in deinem Alltag drehst. Wie wäre es zum Beispiel damit, den Keller auszumisten, den Schrank neu zu sortieren oder ein Zimmer umzustellen? Wichtig: Ich will hier nicht auf Marie Kondo machen, denn es geht mir bei dieser Idee gar nicht um Ordnung, und ich möchte schon gar keine Zwangsstörung (Aufräumzwang) fördern. Der Fokus liegt darauf, etwas neu zu gestalten – auf der Basis dessen, was schon vorhanden ist. Möglicherweise kann das Neue im Außen der Anstoß für etwas Neues in deinem Inneren sein. Indem du deine Umgebung umgestaltest – und sei es auch nur minimal –, ergeben sich neue Perspektiven, die vielleicht auch zu neuen Perspektiven in anderen Feldern anregen. Auch hier gilt: Wer seine komplette Wohnung umstellt, in der Hoffnung, dadurch eine kreative Erleuchtung zu haben und so seine Angst verändern oder gar besiegen zu können, wird scheitern. Der Sinn dieser Aktion besteht lediglich darin, etwas neu zu gestalten und dabei Selbstwirksamkeit zu erfahren.

Alles ist ambivalent

Viele meiner Klient:innen haben Angst vor Veränderung, weil sie wissen, dass dieser Prozess auch mit einem Verzicht zu tun hat. Denn einer Veränderung geht eine Entscheidung voraus und sich entscheiden heißt immer auch verzichten. In diesem Sinne sind Veränderungen, Entscheidungen, ja unser ganzes Leben immer ambivalent. Es gibt kein Leben ohne Tod und es gibt kein Tod ohne Leben – vermutlich ist das eine der am schwierigsten anzunehmenden Ambivalenzen unseres Lebens. Wenn du die Doppeldeutigkeit/Zwiespältigkeit aber akzeptieren kannst, hast du es wesentlich leichter. Deswegen möchte ich dir dabei helfen, mit Ambivalenzen besser umgehen zu können. Denn der Kampf gegen eben diese Ambivalenzen macht dich lethargisch, sorgt dafür, dass du im Dazwischen stecken bleibst und keinen Mut für Veränderung findest.

Ambivalenzen aushalten – wie geht das?

Wie kann man nun lernen, Ambivalenzen auszuhalten? Einen kleinen, eher minimalinvasiven Hinweis zum Thema habe ich schon an anderer Stelle in diesem Buch (Kapitel 1.3) gegeben: Unternimm den Versuch, das Wort ABER in deinem Sprachgebrauch zu streichen und durch ein UND zu ersetzen. Warum? Weil Sprache unser Denken gestaltet und beeinflusst, wie wir die Welt sehen. Vor diesem Hintergrund kann das UND anstelle des ABERs dazu beitragen, dass wir beide Seiten einer Medaille zumindest wahrnehmen und sie im besten Fall auch annehmen. In Bezug auf unser Thema bedeutet das Folgendes: »Ich würde gerne eine gelassenere Beziehung zu meiner Angst haben UND ich weiß gerade noch nicht, wie das geht.« Oder: »Ich möchte etwas verändern UND ich habe Angst, etwas zu verändern.«

Wenn wir mit Sprache unsere Wirklichkeit konstruieren, können wir sie auch auf diesem Weg umgestalten. Wandel kann in und durch Sprache, durch Geschichten, die wir erzählen, stattfinden.

Die performative Kraft von Sprache

Interessanterweise können sogar Geschichten performativ wirken, wenn wir sie nicht einmal selber verfasst haben. Ein Beispiel: In meiner Weiterbildung gab es einen Teil, in dem wir lernten, sogenannte narrative Methoden anzuwenden. Eine Übung in diesem Rahmen bestand darin, einer:m Kollegen:in einen Text zu schreiben, der ihre:seine Zukunft beschreibt, und diesen dann vor der ganzen Gruppe zu präsentieren. Die Form konnte man kreativ wählen und von Pressemitteilungen über Märchen bis hin zu Gedichten war alles dabei. Ich bekam eine Todesanzeige. Mit schwarzem Rand und in formal angemessener Sprache wurde der Tod von mir und meiner Arbeit beim Bayerischen Rundfunk verkündet. Wow! Ich war geschockt und irgendwie berührt und zwar sehr lange. Das Ding hatte eine ziemliche Wirkung, weil ich immer wieder an die Todesanzeige denken musste und weil es circa ein Jahr später tatsächlich zum Abschied kam. Zum Glück bekam ich auch noch eine Geburtsurkunde, die die Geburt meines Daseins als selbstständige Systemische Beraterin bekannt gab.

6 Angst und Kreativität

Bei der Übung – wie auch bei meiner Abschlussperformance – war entscheidend, dass sie *aufgeführt* wurde, der Text live vor Publikum (Zeugenschaft!) vollzogen wurde. Denn dieser Sprechakt ist es unter anderem, der die performative Wirkung verstärkt. Dadurch teilen wir unserem Gehirn mit »so ist das jetzt«. Der berühmte Satz aus dem Hochzeitskontext »Und hiermit erkläre ich euch zu Mann und Frau« zum Beispiel gilt als performativer Satz schlechthin.

Aber auch »Schreiben hat performative Kraft«, sagte Peggy Penn, die mit Virginia Satir zu den Pionierinnen der Familientherapie und des systemischen Denkens zählt. Was sie damit meinte? Schreiben kann bewirken, dass sich Dinge ändern. Denn schreibend erschaffen wir bereits eine neue Wirklichkeit. Wie? Indem wir:

- Distanz zu uns selbst einnehmen können,
- auf dieser Ebene Dinge ordnen können, die wir im realen Leben vielleicht bisher noch nicht ordnen konnten,
- viele Stimmen (in und um uns) wahrnehmen und so andere Perspektiven kennenlernen und somit auch andere Möglichkeiten als die bekannten in Betracht ziehen können,
- uns vom Monolog in Richtung eines mehrstimmigen Gesprächs bewegen,
- so gleichzeitig denken, schreiben und fühlen. Wie großartig ist das!?

Selbstwirksamkeit erleben durch Schreiben

Carmen C. Unterholzer, Psychotherapeutin und Schreibcoach, sieht einen wesentlichen Vorteil therapeutischen Schreibens darin, dass du so Selbstwirksamkeit erfahren kannst. In ihrem Buch »Selbstwirksam schreiben«[39] vertritt sie die These, dass Schreiben uns bei Veränderungs- und Bewältigungsprozessen unterstützt. Ähnlich der Idee mit der Todesanzeige, schlägt sie für die Integration von Ambivalenzen unter anderem vor, dem Anteil, der deiner Veränderung momentan noch im Weg steht, ein Gedicht, eine Rede, oder ein Entlassungsschreiben zu widmen. Dabei ist es wichtig, den entsprechenden Anteil zu würdigen, seine Verdienste zu erwähnen, aber auch zu begründen, was nicht so gut an ihm ist und warum du ihn eventuell sogar entlassen möchtest.[40]

Ich würde dir empfehlen, die Übung dahingehend zu verändern, dass du keine Entlassungsschreiben verfasst. Denn: Eigene Anteile lassen sich nicht einfach so verabschieden. Erst recht nicht Angst. Insofern würde ich vorschlagen, dass du stattdessen einen Vertrag kündigst und im selben Zug einen neuen Vertrag aufsetzt. In der Kündigung als auch in dem neuen Vertrag geht es um den Umgang mit deiner Angst. Du könntest dein Vermeidungsverhalten oder dein Kontrollverhalten kün-

---

[39] Unterholzer, Carmen C.: Selbstwirksam schreiben – Wege aus der Rat- und Rastlosigkeit. Carl-Auer Verlag, Heidelberg 2021.
[40] Ebd., S. 51.

digen – aber in der Kündigung auch erwähnen, was gut daran war für dich, warum es aber jetzt nicht mehr funktioniert – und dafür einen neuen Vertrag über einen integrativen Umgang mit deiner Angst schließen. Auch hier gilt: Formuliere alles so detailreich aus, wie es dir in den Sinn kommt und begründe deinen Schritt. Wie immer beim therapeutischen Schreiben: Formuliere alles in der Gegenwartsform – »so tun als ob« – und nicht im Konjunktiv und auch nicht im Futur.

Bringe deine ambivalenten Anteile zum Sprechen

Wenn du Lust hast, könntest du die Kündigung oder den Vertrag gestalten, einrahmen lassen und dir an die Wand hängen. Für alle, die gerne sprechen und Spaß an Auftritten haben, habe ich folgende Idee: Sprich deinen Text in die Kamera deines Handys und mache ein Video daraus. Nur für dich – oder, wenn du magst, auch für andere. Der Vorteil: Das Festhalten des Geschriebenen bzw. die Live-Aufführung verleihen dem Ganzen noch mehr Wirksamkeit. In beiden Varianten kannst du so immer wieder darauf zurückgreifen, es dir noch mal anschauen.

Wer gerne schreibt, kann sich auch daranmachen, seinen Ambivalenzen Dialoge zu schreiben, ganze Theaterstücke, Sketche oder einzelne Szenen. Dialoge, in denen diese inneren Anteile diskutieren, argumentieren, sich streiten oder auch Verständnis füreinander äußern, sich einander annähern.

Stelle dein Denken auf den Kopf

Denjenigen, die nicht so gerne schreiben, sei noch eine klassische Übung aus dem Fach »Kreativitätstechnik« ans Herz gelegt, bei der es im weitesten Sinne um eine innovative Integration von Ambivalenzen geht: die Kopfstand-Technik. Dabei führen wir unser Problem erst mal bewusst ad absurdum, stellen unsere Ausgangsfrage auf den Kopf, indem wir sie in ihr Gegenteil verkehren. Was das konkret bedeutet? Wenn wir herausfinden möchten, wie wir einen neuen Umgang mit unserer Angst gestalten können, müssten wir mit folgender Frage starten:

- Wie bleibe ich weiter im Dazwischen?

Oder:

- Wie sorge ich dafür, dass ich den Rest meines Lebens eine Angststörung haben werde?

Oder auch:

- Was muss ich tun, um mich weiter von meiner Angststörung kontrollieren zu lassen?

Diese Frage beantwortest du bitte so genau, detailreich und verrückt (»Ich bleibe weiter im Dazwischen, wenn ich meiner Angst keinen Kaffee mache und mit ihr plaudere.«) wie möglich. Schriftlich. Gerne jede Antwort auf eine Kartei- oder Moderationskarte. Manche machen es tatsächlich während sie Kopf stehen, um eine andere Perspektive zu erfahren. Hier ist natürlich zu beachten: Wer sich wirklich in den Kopfstand begibt, sollte entweder geübt sein oder es nicht länger als wenige Minuten machen. Wer sich nicht auch körperlich, sondern nur geistig in die Umkehrhaltung begibt, kann sich für seine Antworten zwischen 10 und 20 Minuten Zeit nehmen.

In einem nächsten Schritt kehrst du die gefundenen Anti-Ideen wieder in ein positives Pendant um. Ziel ist es auch, dass du danach Ideenpaare hast, die jeweils aus einem negativen und einem positiven Part bestehen. Hallo Ambivalenzen!

To-do – »Los Wochos«

Nimm dir zwei Wochen Zeit, in denen du jeden Tag etwas anders machst als sonst: Du sammelst Zutaten, die in der ersten Woche eine Suppe ergeben, für die es sich lohnen würde, alles so zu lassen, wie es ist. Pro Tag eine – die Zutat kann auch ein ganzer Satz sein –, sodass am Ende der ersten Woche sieben Zutaten das No-Change-Süppchen ergeben. In der zweiten Woche kochst du deine Change-Suppe, wieder mit insgesamt sieben Zutaten, die du Tag für Tag sammelst, für die es sich lohnen würde, etwas zu verändern.

In etwa könnte es so aussehen:

Woche 1 – Alles bleibt, wie es ist

- Hier kenne ich mich aus – Sicherheit.
- So wie ich jetzt bin, kennen mich die Leute.
- So schlimm ist es ja auch nicht, könnte schlimmer sein.
- Ich muss keine Verantwortung übernehmen – Freiheit.
- ...

Woche 2 – Change

- Freiheit (neue Form der Freiheit)
- Gelassenheit
- Selbstwirksamkeit
- ...

Interessanterweise kann es auch hier vorkommen, dass zwei Zutaten in beiden Suppenrezepten auftauchen (Ambivalenz!) – nur ergeben sie in einem anderen Kontext auch eine andere Wirkung – siehe Freiheit.

Wenn du die zwei Wochen jeden Tag ein wenig Zeit damit verbringst, deinen Wandel bzw. Nicht-Wandel vorzukochen, bist du danach zumindest ein wenig sortierter als vorher. Und auch hier gilt: Je kreativer und verrückter du »Los Wochos« angehst, umso wirksamer.

7
Ich, du, unsere Angst und die Gesellschaft

Ideen, Wünsche und Perspektiven für einen Umgang mit Angst

Gegen Ende meines Buches möchte ich den Fokus weiten und ein paar Gedanken in den Raum werfen, die unseren Umgang mit mentaler Gesundheit im Allgemeinen, mit Angst und Angststörungen im Speziellen in einem gesamtgesellschaftlichen Rahmen betreffen. Warum? Weil ich mir in der Zukunft einen ehrlichen, experimentierfreudigen und offenen Umgang mit psychischen Krankheiten und auch mit dem Thema Angst an sich wünsche. In der Beziehung zu uns selbst wie zu anderen, also innerhalb von Familiensystemen, in Teams, Verbänden, in sonstigen Institutionen und auch auf politischer Ebene.

Bis zu einem gewissen Punkt können wir eine gesunde Beziehung zu unserer Angst, Angststörungen oder Panikattacken selbst gestalten – darum geht es in diesem Buch! –, indem wir uns auf sie einlassen, uns informieren, uns Hilfe zugestehen, uns vernetzen und aufklären, anstatt sie zu verdrängen. Doch um die Entstigmatisierung weiter voranzutreiben, braucht es mehr. Wir brauchen mehr als private Zirkel einiger Betroffener, als Instagram- und Twitter-Chats, als Therapien und auch mehr als Beiträge in Medien, als Bücher, Podcasts oder Filme. Erst wenn diese Impulse im Kleinen auch in größeren, offiziellen Zusammenhängen gehört, ernst genommen und angenommen werden, sind diese Themen selbstverständlicher Bestandteil der öffentlichen Diskurse, die die mentale Gesundheit betreffen. Im Privaten wie im Politischen geht es also um Integration und darum, Angst in Mut zu transformieren, kreativ mit ihr umzugehen, um am Ende etwas Gutes zu generieren und sie zum Beispiel nicht als Machtmittel zu missbrauchen, wie es leider gerade häufig im rechtspopulistischen Kontext der Fall ist.

Welchen Stellenwert hat mentale Gesundheit?

Und: Es geht im Kleinen wie im Großen um Haltung. Wie gehen wir mit Angst oder überhaupt mit mentalen Themen um? Sagen wir »Tschüss« oder »Hallo«? Welchen Stellenwert geben wir der mentalen Gesundheit in unserer Gesellschaft? Wie viel Zeit und Geld investieren wir in die Prävention, Behandlung und Erforschung psychischer Erkrankungen? Fragen, die infolge der weltweiten Corona-Pandemie noch wichtiger sind als zuvor und meiner Meinung nach immer noch nicht genügend Beachtung finden. Auf der Webseite des Bundesgesundheitsministeriums zum Beispiel kommt der Begriff der mentalen Gesundheit oder Vergleichbares nicht einmal unter den aufgelisteten Themen vor.[41] Sucht man Begriffe wie »Angststörung« oder »Angsterkrankung«, werden einem zwei Artikel

---

41 https://www.bundesgesundheitsministerium.de/index.html (Stand: 9. Dezember 2021)

angezeigt, die weder den Eindruck machen, aktuell zu sein noch relevant. Dabei sind mit der Corona-Pandemie vielfältige Ängste aus unterschiedlichsten Lagern verbunden: Angst vor Krankheit, Angst vor Ansteckung, Angst davor, jemanden anzustecken, Angst vor Einsamkeit, Angst vor sozialer Isolation, Angst vor Freiheitsverlust, Angst vor Spritzen, Angst vor dem Impfen, Angst vor sozialem Abstieg, Angst vor Jobverlust, Angst vor einer Spaltung der Gesellschaft, Angst vor Inflation, Angst vor Querdenker:innen, Angst vor »Impfstoff-Shedding«, also davor, dass Geimpfte Ungeimpfte krank oder unfruchtbar machen, Angst vor 5G-Sendemasten, die das Virus verbreiten, Angst vor Menschenansammlungen, Angst vor Ungeimpften oder Angst vor Verschwörung und denen, die an sie glauben.

Der Ausnahmezustand, zu dem Ängste, Sorgen und Unsicherheit gehören und der an sich zeitlich begrenzt ist, schleicht sich als Dauergast in unseren Alltag ein. Eine oder mehrere der aufgezählten Ängste hat in diesen Zeiten vermutlich jede:r. Abgesehen von der Covid-19-Pandemie, kommen noch Klimaangst, Angst vor der Digitalisierung sowie vor Terrorismus hinzu. Ernst sollte man sie alle nehmen – seien sie auch noch so absurd. Denn wenn Ängste ignoriert werden, versuchen Betroffene nicht selten, sie auf unterschiedlichste Arten abzuwehren. Meine Empfehlung: Angst einfach mal aushalten. Das geht allerdings nur, wenn man sie in Kontakt bringt. Mit sich selbst, seinem Umfeld und vielleicht sogar mit der Öffentlichkeit. Das wiederum kann nur funktionieren, wenn man nicht damit rechnen muss, stigmatisiert zu werden oder einem das egal ist.

Ängste ernst nehmen

Für den Psychiater, Psychotherapeuten und Bindungsexperten Karl Heinz Brisch ist Angstabwehr zum Beispiel *das* Motiv hinter den derzeit grassierenden Verschwörungstheorien.

»Es scheint psychisch entlastend zu sein, die Bedrohung zu verharmlosen bzw. ganz zu leugnen, dabei die eigene Angst auf einen äußeren ›Feind‹ zu projizieren, diesen in Bezug auf den erlebten Stress – der von der realen Bedrohung abgekoppelt wird – anzuklagen oder dafür verantwortlich zu machen und ihn zu bekämpfen. Auf diese Weise muss sich der Einzelne nicht so sehr mit den eigenen Ängsten auseinandersetzen.«[42]

Ängste ernst nehmen – das gilt noch mehr für diejenigen, die schon vor der Pandemie psychisch belastet waren. Wie sich die Pandemie konkret auf psychisch Kranke auswirkt, wie sie sich in Fehlzeiten, Krankschreibungen etc. niederschlägt, dazu gibt es unterschiedliche Zahlen und Studienergebnisse. Doch auch schon vor der Pandemie standen psychische Erkran-

---

42 Brisch, Karl Heinz (Hrsg.): Bindungskrisen in Zeiten der Pandemie. In: Bindung und psychische Störungen. Stuttgart 2021, S. 117.

kungen an zweiter Stelle der Ursachen für Krankheitstage im Beruf und sie gelten als häufiger Grund für Frühverrentungen, was erhebliche volkswirtschaftliche Auswirkungen hat.

Immerhin hat sich die neue Ampel-Koalition zu einer Reform der psychotherapeutischen Bedarfsplanung bekannt. Das Ziel: Die monatelangen Wartezeiten auf einen Behandlungsplatz zu reduzieren. Mehr Therapieplätze schaffen, Wartezeiten verkürzen – alles schön, gut und richtig. Allerdings ändern mehr Therapieplätze nichts daran, dass jemand, der eine von den Kassen anerkannte Therapie macht, damit rechnen muss, dafür »bestraft« zu werden, wenn er:sie zum Beispiel eine Arbeitsunfähigkeitsversicherung oder eine Lebensversicherung abschließen möchte. Einmal psycho, immer psycho – lautet hier anscheinend der Glaubenssatz der Versicherungen. Ich finde, es kann nicht sein, dass jemand, der den Mut hat, sich zu einer psychischen Störung zu bekennen, sich damit auseinandersetzen möchte, indem er:sie sich Hilfe holt, Nachteile gegenüber jenen hat, die ebenfalls psychisch krank sind und nichts tun – oder nur Antidepressiva schlucken. Natürlich ist Therapie kein Allheilmittel – mir selbst hat sie nur bedingt geholfen. Doch unter dieser Voraussetzung ist es fast so, als würden die Versicherungen den Therapien ihre Wirksamkeit von vornherein absprechen. Eine Haltung, die nicht nur die Stigmatisierung von psychisch Kranken fördert, sondern auch den Stellenwert von Psychotherapie im Allgemeinen infrage stellt: Ein System, das es zu überdenken gilt.

Antidepressiva – ihre Wirksamkeit ist umstritten

Apropos Antidepressiva. Die Zahl der Verschreibungen steigt seit Jahren – auch unabhängig von der Corona-Pandemie. Oft gelten Psychopharmaka als probates Mittel, um die Wartezeit auf einen Therapieplatz zu überbrücken. Denn an sie kommt man im Gegensatz zu einer Therapie schnell heran. Allerdings ist die Studienlage zu der Wirksamkeit von Antidepressiva äußerst widersprüchlich. Es gibt Studien, die ihre Unwirksamkeit belegen und andere, die ihre Wirksamkeit nachweisen. Was unbestritten ist: Abgesehen davon, dass sie das Problem nicht nachhaltig an der Wurzel packen, haben sie Nebenwirkungen. Von klassischen Symptomen wie Schwindel, Kopfschmerzen, Übelkeit, Schlafstörungen oder einer vorübergehenden Erstverschlimmerung der Panik bzw. der Depression während des Einschleichens – also des langsamen Hochdosierens des Medikaments – bis hin zu Begleiterscheinungen wie Gewichtszunahme oder Libido-Verlust bei einer Einnahme über einen längeren Zeitraum.

Psychedelische Therapie – Therapie der Zukunft?

Für Menschen, die diese Nebenwirkungen nicht in Kauf nehmen möchten, könnte die *Psychedelische Therapie* (Glossar) künftig eine vielversprechende Alternative sein. Hier werden Patient:innen in einem legalen, sicheren und von Fachleuten begleiteten Rahmen psychoaktive Substanzen wie LSD oder Psilocybin verabreicht. Das Ziel: Die bewusstseinserweiternden Eigenschaften der Drogen sollen die Betroffenen darin unterstützen, an Themen im Unterbewusstsein bzw. an Traumata heranzukommen und mit ihnen zu arbeiten, was sonst – ohne psychedelische Unterstützung – nicht so effektiv möglich wäre. Anders als Antidepressiva, haben psychedelische Substanzen also eine integrierende Wirkung, das heißt, sie unterdrücken nicht einfach nur die Symptome, sondern sie liefern Informationen, Impulse oder Bilder und machen Gefühle zugänglich, die für das Verständnis des Problems und deren Integration nützlich sein können.

Die Neuropsychologin Dr. Katrin Preller vergleicht die Wirkung von Psychedelika mit einem Schlüssel, der die Tür zu einem Bereich öffnet, den wir ansonsten nicht betreten könnten.[43] Hier schlummern Bilder, verborgene Gedanken und Gefühle, die uns Aufschluss geben können über Traumata, die in Verbindung mit einer Angststörung, einer Depression oder sonstigen psychischen Erkrankungen stehen können. Außerdem erläutert Preller im »Hallo Angst«-Podcast, dass das Gehirn unter dem Einfluss psychedelischer Substanzen eben anders als sonst funktioniert: Patient:innen könnten neue Möglichkeiten erkunden, flexibler und

---

43 Vgl. Podcast »Hallo Angst«-Special über Psychedelische Therapie – Folge 10 mit Katrin Preller, die eine Studie mit Psilocybin bei Depression an der Universität Zürich geleitet und abgeschlossen hat und aktuell eine weitere Psilocybin-Studie mit Alkoholsüchtigen betreut.

kreativer denken und seien somit eher in der Lage, eingefahrene Gedankensysteme aufzubrechen und sich überhaupt den Themen zu stellen, die sie ansonsten lieber verdrängten.

Psychedelische Substanzen wirken schneller und nachhaltiger

Dr. Katrin Preller hat an der Universität Zürich eine Psilocybin-Studie mit Depressiven begleitet und vor Kurzem abgeschlossen. Die Ergebnisse müssen noch ausgewertet werden. Doch schon jetzt zeichnet sich laut Preller eine Tendenz ab: »Es sieht so aus, als würden Psychedelika schneller und nachhaltiger wirken als herkömmliche Psychopharmaka.« Auch bei der Behandlung von Angststörungen sei das vielversprechend. Neben der Universität Zürich wird aktuell auf der ganzen Welt in etlichen Studien zum Thema Psychedelische Therapie geforscht. In London, am Imperial College, an der John Hopkins University in den USA, in Harvard, Yale, in Basel und neuerdings auch in Deutschland an der Charité in Berlin.

Abgesehen von der Forschung ist schon länger von einer psychedelischen Renaissance die Rede, die sich auch in Büchern, Artikeln und Fernsehserien bemerkbar macht. *The New Health Club* heißt die Community zum Thema, die CEO und Gründerin Anne Philippi ins Leben gerufen hat. In ihrem gleichnamigen Podcast führt sie Gespräche mit den internationalen Protagonist:innen der psychedelischen Szene, erklärt zusammen mit ihren Gästen, wie MDMA bei transgenerationalen Traumata helfen kann, wie psychedelische Substanzen erfolgreich in der Paartherapie genutzt werden oder stellt die Frage, ob es schon bald eine neue Art der Psychiatrie geben wird: die psychedelische Psychiatrie.

Psychedelische Drogen haben einen schlechten Ruf

Dass sich die Psychedelische Therapie in naher Zukunft in legalem, sicherem Rahmen etablieren wird, darüber sind sich Forscher:innen wie Dr. Katrin Preller oder auch Professor Günther Gründer und viele andere einig. Auch darüber, dass eine Psychedelische Therapie klassische Therapien und Psychopharmaka nicht ersetzen wird. Bislang kann man in Deutschland ausschließlich im Rahmen von Studien mit Psychedelika therapiert werden – übrigens auch immer eingebettet in eine individuelle und professionelle Vor- und Nachbetreuung. Bis es einen Psilocybin-Trip auf Rezept gibt, müssen noch mehr Ergebnisse von mehr Studien zusammengetragen werden. Und nicht nur das. Schließlich ist der Ruf der psychedelischen Drogen schlecht – zumindest unter den Semestern, die noch etwas mit der Hippie-Bewegung anfangen können oder wissen, wer der LSD-Guru Timothy Leary war. Überhaupt ist das alles nicht neu, weswegen jetzt auch von einer Renaissance gesprochen wird. In den 1950er-Jahren wurde geforscht, wie man aus psychedelischen Substanzen einen medizinischen beziehungsweise therapeutischen Nutzen ziehen könnte. Bis Leary und die Hippies kamen, die bewusstseinserweiternden Substanzen für sich entdeckten und diese exzessiv konsumierten, was zum berühmten »War on Drugs« von US-Präsident Richard Nixon führte – und letztlich zur Brandmarkung psychedelischer Drogen und deren Nutzen. »Die jüngere Generation steht Psychedelika viel offener gegenüber, weil sie nicht vorbelastet ist«, stellt Anne Philippi fest. In diesem Sinne ist es wohl nur eine Frage der Zeit, bis sich die Haltung gegenüber einer Psychedelischen Therapie verändern und sich das auch auf politischer Ebene und in Gesetzen widerspiegeln wird.

Ich denke, dass die Psychedelische Therapie auch in Bezug auf unseren Umgang mit Angst bzw. mit Angststörungen sehr hilfreich sein könnte. Nicht nur, weil die Substanzen schneller wirken, keine vergleichbaren Nebenwirkungen haben, wenn sie in einem legalen und sicheren Kontext eingenommen werden. Sondern weil sie integrativ wirken und man mit ihnen gar nicht erst den Versuch unternehmen kann, seine Angst loswerden zu wollen. Das ist überhaupt ein Wunsch von mir: Dass Therapien verstärkt darauf ausgerichtet sind, diesen Teil von einem selbst zu integrieren, ihm »Hallo« zu sagen, anstatt Patient:innen glauben zu machen, man könne ihn »löschen«. Löschen funktioniert nicht. Zum Glück nicht. Denn Löschen bedeutet ja auch, dass dort nichts mehr übrig bleibt von einem Gefühl, das – wie alle Gefühle – ambivalent ist, von dem wir aber viel lernen können.

Meine Pillen der Zukunft

Zu guter Letzt habe ich noch ein paar Zukunftsvisionen in Pillenform entwickelt. Lass sie dir auf der Zunge zergehen und hab keine Angst: Diese Pillen sind völlig ungefährlich, haben keine Nebenwirkungen, sind auch nicht bewusstseinserweiternd – vielleicht aber horizonterweiternd?!

- Du hast keine Angststörung, keine Anpassungsstörung, keine Zwangsstörung, bist weder bipolar noch hast du eine Borderline-Störung, nicht einmal den leisesten Hauch einer Depression? Vielleicht solltest du mal eine Therapie machen ...

- Stell dir vor, es gibt eine Pille gegen Angst. Ohne Nebenwirkungen und mit sofortiger Wirkung. Das klingt verlockend? Doch wenn du sie einwirfst, riskierst du damit auch dein Leben. Weil dich deine Angst dann auch nicht mehr schützen kann. Abgesehen davon, dass du Angst auch nicht mehr in Mut verwandeln kannst. Und wie langweilig wäre das?!

- Angenommen du hast dich für eine von den Krankenkassen zugelassene Therapie entschieden – und wirst dafür belohnt. Mit sogenannten Self-Care-Punkten, die dir auf deinem mentalen Gesundheitskonto gutgeschrieben werden und die du zu deinem Vorteil bei Arbeitgeber:innen oder bei Versicherungen einbringen kannst.

Ideen, Wünsche und Perspektiven

- Du bist im Job mit einem Projekt gescheitert? Super, dann hast du immerhin die Chance auf den Titel »Luckiest Looser« bei der halbjährlich stattfindenden »Shit Show« in deinem Unternehmen. Hier werden diejenigen gekürt, die sich trauen, ihr Scheitern auf möglichst unterhaltsame Art öffentlich zu machen und mit den Kolleg:innen zu teilen.

- Du wartest auf einen Therapieplatz? Kein Problem: Denn in der Zwischenzeit checkst du in einem der virtuellen oder realen Mental-Health-Centers ein, in denen dich ein diverses Angebot an Unterstützung erwartet. Selbsthilfegruppen, kreative Achtsamkeitskurse, therapeutisches Schreiben, Coaching/Beratung etc. Das Besondere: Hier wird nicht nach einer Methode oder einer bestimmten Schule gearbeitet, sondern alles existiert nebeneinander. Ansprechpartner:innen sind Sozialpädagogen, Coaches, Therapeut:innen und Betroffene. Das Ziel: Für jede:n Einzelne:n das für sie:ihn passende Angebot zu finden. Übrigens: Die Mental-Health-Centers sind auch eine gute Anlaufstelle, wenn es darum geht, überhaupt erst die geeignet Therapieform zu finden.

- Stell dir vor, du sitzt in deiner ersten Therapiestunde, erzählst von deiner Angststörung und dein:e Therapeut:in stellt dir folgende Frage: Woher weißt du, dass du eine Angststörung hast?

- Wie wäre es, wenn Führungskräfte oder auch Politiker:innen öfters mal folgende Sätze sagen würden
  Ich weiß es nicht
  Es tut mir leid
  Ich habe einen Fehler gemacht.

- Stell dir vor, du würdest mehr nach Fragen als nach Antworten suchen.

- Stell dir vor, du arbeitest für ein Unternehmen, das vom Gesundheitsministerium mit dem Mental-Health-Star ausgezeichnet worden ist. Was das bedeutet? Dieses Unternehmen tut besonders viel für die seelische Gesundheit seiner Mitarbeiter:innen. Dazu zählen interne psychologische Beratungsangebote, Weiterbildungen zu den Themen Achtsamkeit, Selbstreflexion und Empathie, der Zugang zu Gesundheits-Apps und die Möglichkeit, Therapiesitzungen während der Arbeitszeit zu machen.

Glossar

Agoraphobie

Als *Agora* bezeichnete man im antiken Griechenland den zentralen Versammlungs- oder Marktplatz. Demnach bezieht sich Agoraphobie auf Ängste vor offenen Plätzen. Doch heute ist der Begriff laut ICD 10[44] weiter gefasst, als er ursprünglich einmal eingeführt und verwendet wurde. Agoraphobie umfasst auch »Ängste in Bezug auf Menschenmengen, die Schwierigkeit, sich wieder sofort und leicht an einen sicheren Platz, im Allgemeinen nach Hause, zurückziehen zu können.«[45] Betroffene machen sich in der Regel häufig Gedanken darüber, wie sie – im Fall von Angst/Panik – schnellstmöglich von einem Ort flüchten können. Geschäfte, Menschenansammlungen im Allgemeinen und/oder das Benutzen von Bussen, Zügen, Flugzeugen oder öffentlichen Verkehrsmitteln sind für Agoraphobiker:innen große Herausforderungen. Eine häufig genannte Horrorvision Betroffener: In einer dieser Situationen zu kollabieren, in Ohnmacht zu fallen, hilflos zu sein, keine:r kommt, um zu helfen, und letztlich

---

44 Dilling, Horst; Mombour, Werner, Schmidt H., Martin: Internationale Klassifikation psychischer Störungen. ICD-10 Kapitel V (F), Klinisch-diagnostische Leitlinien. Bern 2020, S. 192.
45 Ebd., S. 192.

zu sterben. Besonders schwer ausgeprägte Formen von Agoraphobie können zur Folge haben, dass die Betroffenen das Haus nicht mehr verlassen. Überwiegend haben Frauen mit Agoraphobie zu tun. In den meisten Fällen liegt der Beginn im frühen Erwachsenenalter. Die Agoraphobie kann mit depressiven und zwanghaften Symptomen einhergehen sowie mit sozialen Phobien oder einer Panikstörung.

Ambiguitätstoleranz

Der Begriff setzt sich aus den lateinischen Wörtern »ambiguitas« und »tolerare« zusammen und bezeichnet die Fähigkeit, mehrdeutige Situationen und/oder widersprüchliches Verhalten zu ertragen oder noch besser: konstruktiv damit umzugehen. Als Synonyme gelten auch die Begriffe Unsicherheits-, Ungewissheits-, Widerspruchs- oder Mehrdeutigkeitstoleranz.

Das Konzept der Ambiguitätstoleranz geht auf die Arbeiten von Else Frenkel-Brunswik zurück. Die jüdische Psychoanalytikerin mit ukrainisch-österreichischen Wurzeln forschte in den 1940er-Jahren im US-Exil unter anderem zusammen mit Theodor W. Adorno und Max Horkheimer zur autoritären Persönlichkeit und in diesem Zusammenhang auch zur Entstehung und Verbreitung von Vorurteilen. Sie definierte Ambiguitätstoleranz als Persönlichkeitsmerkmal und als messbare Fähigkeit, das Nebeneinander von positiven und negativen Merkmalen in ein und demselben Objekt erkennen und damit umgehen zu können. Die Annahme, es gebe entweder nur »gut« oder nur »böse« bezeichnete sie als Ambiguitätsintoleranz.

Laut dem Soziologen Lothar Krappmann ist Ambiguitätstoleranz ein notwendiges Sozialisierungsergebnis in einer Gesellschaft mit verschiedenen Wertgeltungen und Bedürfnissen.[46]

Amygdala

Corpus amygdaloideum oder zu Deutsch: Mandelkern bzw. Mandelkernkomplex. Darunter versteht man einen kleinen, mandelförmigen Komplex von Nervenzellen im unteren Bereich des Gehirninneren. Sie ist Teil des limbischen Systems, das sich wiederum aus verschiedenen Hirnstrukturen im Innern des Gehirns zusammensetzt, der eine große Rolle bei der Verarbeitung von Emotionen spielt. Der Mandelkernkomplex ist so etwas wie die »Angstzentrale« unseres Hirns und dafür zuständig, Situationen emotional zu bewerten. Hinsichtlich Angst erkennt er Gefahren, indem er äußere Reize verarbeitet und bestimmte psychische und körperliche Reaktionen auslöst. Das kann von einem schreckhaften Zusammenzucken über einen erhöhten Pulsschlag bis hin zu Kurzatmigkeit gehen. Es werden Adrenalin, Dopamin und Acetylcholin ausgeschüttet – der Körper ist im Kampf-oder-Flucht-Modus.

Die Amygdala speichert die an eine bestimmte Situation gekoppelten Emotionen und deren Bewertung ab. Die Folge: Eine ähnliche Situation – und auch schon der Gedanke an eine solche – kann Panik auslösen. Das nennt man klassische Konditionierung.

---

46 Vgl. Wirtz, Markus Antonius: Dorsch – Lexikon der Psychologie. Bern 2021, S. 148.

Wie die Amygdala funktioniert, versteht man am besten an folgendem Beispiel: Ein Affe mit beidseitig geschädigter Amygdala konnte die Gesichtsausdrücke von seinesgleichen nicht mehr deuten, er hatte keine Furcht mehr vor irgendetwas noch zeigte er aggressives Verhalten. Einschränkungen, die sein Überleben stark gefährden.

Anpassungsstörung

ICD-10 zufolge geht einer Anpassungsstörung ein belastendes Ereignis, eine schwierige Situation oder eine Lebenskrise voraus. Infolge dieser Belastung können Angst, depressive Reaktionen, allgemeine Besorgnis oder eine Mischung aus diesen Symptomen entstehen. Ferner berichten Betroffene oft von dem Gefühl, im Alltag nicht mehr zurechtzukommen, nicht mehr vorausplanen zu können und auch nicht so weitermachen zu wollen wie bisher. Bei Kindern geht oft regressives Verhalten (Bettnässen, Daumenlutschen etc.) mit einer Anpassungsstörung einher. Jugendliche zeigen häufig Störungen des Sozialverhaltens wie aggressives oder dissoziatives Auftreten. Voraussetzung für die Diagnose: Keines der Symptome ist für sich schwer genug, dass es eine spezifischere Diagnose rechtfertigt.

Die Störung beginnt in der Regel innerhalb eines Monats nach dem belastenden Ereignis oder der Lebensveränderung, die von einem Trauerfall über eine Trennung bis hin zu Emigration und/oder Flucht reichen kann. Die Diagnose wird nur bis zu einer Dauer von sechs Monaten nach dem Ereignis vergeben.

Co-Abhängigkeit

Der Begriff und das dazugehörige Konzept der Co-Abhängigkeit ist umstritten und nicht einheitlich definiert. Als Synonyme gelten auch »suchtförderndes Verhalten« oder »Mitbetroffenheit«. Dennoch bezeichnet Co-Abhängigkeit im Rahmen von Suchterkrankungen das Phänomen, dass neben der:dem Süchtigen noch weitere Personen aus dem Umfeld der:desjenigen in das Suchtsystem verwickelt sind und so die Sucht der:desjenigen mit aufrechterhalten. Der:die Co-Abhängige wird insofern zum:r Co-Süchtigen, indem auch er:sie – wie der:die Süchtige – irgendwann nicht mehr frei über sein Handeln entscheiden kann. Anzeichen für Co-Abhängigkeit:

- Der Wunsch, den Abhängigen zu »retten«.
- Eigene Gefühle oder Bedürfnisse werden dafür zurückgestellt.
- Alles dreht sich nur noch um den:die Süchtige:n.

In Bezug auf Angststörungen bedeutet Co-Abhängigkeit, dass dem:der Angsterkrankten Handlungen abgenommen werden, die er:sie aufgrund seiner:ihrer Angststörung nicht mehr machen kann (Autofahren, Einkaufen, Telefonieren etc.). Oder: Wenn die:der Angstpatient:in zum Beispiel nicht in den Urlaub fahren kann, verzichtet der:die Partner:in auch auf Urlaub. Eine Co-Abhängigkeit entwickelt sich meist stufenweise und verfestigt sich mit der Zeit von einem sporadischen co-abhängigen Verhalten hin zu einem süchtigen co-abhängigen Verhalten. Laut therapie.

de[47] sind 90 Prozent der Co-Abhängigen Frauen. Und: Kinder suchterkrankter Eltern sind für eine Co-Abhängigkeit anfälliger.

Depression (in Abgrenzung bzw. in Verbindung mit Angststörung)

Angsterkrankungen und Depression werden häufig in einem Atemzug erwähnt. Das liegt vermutlich auch daran, dass sie die Liste der häufigsten psychischen Erkrankungen in Deutschland anführen. Einerseits unterscheiden sich die Störungsbilder voneinander, andererseits überlappen sie sich nicht selten. Ein grober Unterschied besteht darin, dass Angsterkrankte zwar oft unter körperlicher Anspannung stehen, gestresst sind – nicht zuletzt wegen ihres angstbesetzten Gedankenkarussels, aber dennoch auch Spaß haben, gut drauf und aktiv sein können. Depressive hingegen fühlen sich gelähmt, können sich nur schwer aufraffen und sind im wahrsten Sinne des Wortes lebensmüde. Häufig sind Selbstzweifel im Spiel – bis hin zu Gedanken an den Tod.

Doch Depressive können auch Angstgefühle haben, vor allem, wenn es um die Vorstellung der eigenen Zukunft geht. Umgekehrt können Angsterkrankte auch depressiv sein, zum Beispiel wenn die Angststörung ihren Alltag extrem stark einschränkt. Wenn Angststörung und Depression gemeinsam auftreten, stellt sich im Rahmen der Diagnosestel-

---

47 Vgl. https://www.therapie.de/psyche/info/index/diagnose/co-abhaengigkeit/phasen-haeufigkeiten-gefaehrdungspotenzial/

lung die Frage: Was war zuerst da, die Depression oder die Angsterkrankung?

Wenn Symptome wie Zukunftsängste, Panikattacken, Versagensängste oder agoraphobische Anzeichen wie Angst vor dem Einkaufen oder Autofahren als Folge einer Depression auftreten, hilft es in der Regel, die Depression zu behandeln. Dann nehmen auch die Angstsymptome ab.

Umgekehrt gilt dasselbe: Dass beispielsweise ein Mensch mit stark ausgeprägter Agoraphobie, der die eigene Wohnung nicht mehr verlässt, früher oder später depressiv wird, liegt auf der Hand. Die Angststörung beherrscht sein:ihr Leben und legt die sozialen Kontakte und womöglich auch die Erwerbsfähigkeit lahm. Doch auch hier war die Agoraphobie Auslöser für die depressiven Symptome und deswegen wird auch sie zuerst behandelt – in der Hoffnung, dass sich dann auch die Stimmung der:s Betroffenen wieder verbessert.

Es gibt auch den Fall, dass Symptome beider Störungen parallel auftreten. »Angst und depressive Störung gemischt« (ICD-10 F41.2) lautet dann die Diagnose. Voraussetzung: Keine der beiden Störungen ist so stark ausgeprägt – die Symptome sind leicht bis mittel schwer –, sodass ein Vorherrschen der einen Variante ausgeschlossen werden kann. Diese Mischform mit verhältnismäßig milder Symptomatik ist vermutlich weit verbreitet und es ist anzunehmen, dass Betroffene gar nicht in medizinischer und/oder psychologischer Behandlung landen.[48]

---

48 Vgl. Dilling, Horst; Mombour, Werner, Schmidt H., Martin: Internationale Klassifikation psychischer Störungen. ICD-10 Kapitel V (F), Klinisch-diagnostische Leitlinien. Bern 2015, S. 199.

Depersonalisation

Der Begriff beschreibt einen Zustand der Selbstentfremdung. Das Persönlichkeitsbewusstsein ist beeinträchtigt oder zeitweise ganz verschwunden. Das eigene Ich und die Umwelt werden traumhaft, unwirklich wahrgenommen und auch im Handeln fehlt das Ichbewusstsein. In diesem Zustand können auch der Körper oder einzelne Körperteile als fremd erscheinen. In Bezug auf Angststörungen kann Depersonalisation als Folge von Panik auftreten. Nicht selten geht Depersonalisation mit Derealisation einher.[49]

Derealisation

In dem Zustand der Entwirklichung oder der Entfremdung wird die Umwelt als unwirklich und fremd empfunden. Er geht in der Regel mit Depersonalisation einher und ist auch ein Kennzeichen der sogenannten Wahnstimmung und zum Beispiel auch ein Symptom der Depression oder von Schizophrenie.[50]

---

49 Vgl. Wirtz, Markus Antonius: Dorsch – Lexikon der Psychologie. Bern 2021, S. 413.
50 Vgl. Wirtz, Markus Antonius: Dorsch – Lexikon der Psychologie. Bern 2021, S. 419.

Divergentes Denken vs. Konvergentes Denken

Den Begriff des divergenten Denkens (»Divergent Thinking«) prägte der US-amerikanische Psychologe und Kreativitätsforscher Joy Paul Guilford in den 1950er-Jahren. Ihm fiel auf, dass kreative Menschen anders denken als weniger kreative. Diese Art des divergenten Denkens, wie Guilford es nannte, machte er an folgenden Kriterien fest:

- Die Fähigkeit, möglichst viele Ideen oder Lösungen für ein Problem innerhalb kurzer Zeit zu generieren.
- Die Fähigkeit, gleichzeitig vielfältige Lösungsansätze für ein spezifisches Problem anzubieten.
- Die Fähigkeit, neue, originelle Ideen zu haben.
- Die Fähigkeit, diese Ideen auch im Detail zu ordnen und zu kategorisieren, um sie dann in die Welt zu bringen/umzusetzen.

Typischerweise entsteht divergentes Denken, das auch als laterales Denken bezeichnet wird, spontan, frei fließend, nichtlinear, unsystematisch und auf spielerische, experimentierfreudige Art und Weise. Gegenstück ist das konvergente (»Convergent Thinking«) oder lineare Denken, das analysiert, Zusammenhänge knüpft und eine einzige, genaue Lösung für ein Problem anpeilt.

Exposition

Von lat. »exponere« = aussetzen, offen hinstellen. In der Therapie versteht man unter Exposition die Konfrontation mit dem angsteinflößenden Gegenstand bzw. der Situation, die als gefährlich abgespeichert wurde. Eine Methode, die auf dem (antiken) Prinzip beruht, dass besagt: Nur wer sich seinen Ängsten stellt, kann sie dauerhaft bewältigen. In der Verhaltenstherapie ist in diesem Zusammenhang auch von Konfrontation mit Reaktionsverhinderung, von Überflutungstherapie oder auch von Habituation oder Löschung die Rede. Dieser Ansatz basiert auf den Annahmen der klassischen Konditionierungslehre nach Pawlow, wonach ein Verhalten, das man gelernt hat, auch wieder ver- bzw. neu gelernt werden kann. Oder: Es geht darum, neue Reaktionen auf diejenigen Reize einzuüben, die bisher das problembehaftete Verhalten ausgemacht haben.

Hierfür begeben sich die Patient:innen unter therapeutischer Anleitung/Begleitung in die gefürchtete Situation. Ziel ist es, so lange wie möglich dort zu bleiben, bis das entsprechende Angsterleben abklingt – auch ohne es zu vermeiden. Neurobiologisch betrachtet steckt hinter dieser Methode die These, dass es während einer solchen Übung zu neuen neuronalen Vernetzungen kommt, die alternative Reaktionsmöglichkeiten erlauben sowie eine neue Bewertung der zuvor angstbesetzten Situation.

Hochfunktionale Angststörung

»Hochfunktionale Angststörung« ist keine offizielle Diagnose. Aus dem US-amerikanischen (»High Functioning Anxiety«) übertragen, bezeichnet der populär angewandte Begriff Menschen, die im Alltag gut funktionieren, sogar oft Höchstleistungen erbringen, aber dennoch eine Angststörung haben. Diese halten sie in der Regel geheim, indem sie versuchen, sie durch ihre Leistungen (Arbeit, Sport etc.) zu kaschieren. Die Strategie dahinter kann einerseits als ein Schutzimpuls gesehen werden, andererseits als ein Versuch, die Angststörung durch Leistung zu kontrollieren, was auf lange Sicht nicht gut gehen kann. Da sowohl die Angststörung als auch deren Maskierung extrem viel Energie kosten, kann die hochfunktionale Angststörung nicht selten in eine Depression münden. Das Ambivalente an der hochfunktionalen Angststörung: Betroffene sind in gewisser Weise auf ihre Angststörung angewiesen, um weiter außergewöhnliche Leistungen zu bringen.

Humanistische Psychologie

Bei der humanistischen Psychologie handelt es sich um eine psychologische Schule, die sich in Abgrenzung zur Psychoanalyse und zum Behaviorismus um Figuren wie Carl Rogers, Virginia Satir und Abraham Maslow Ende der 1950er-Jahre herausbildete. Sie baut vor allem auf Hypothesen des Humanismus, des Existenzialismus sowie der Phänomenologie auf. Zentrale Überzeugung: Menschen sind einzigartige Wesen und sollten auch als solche von Psycholog:innen und

Psychiater:innen erkannt und behandelt werden. Im Gegensatz zu der deterministischen Perspektive der Psychoanalyse, wonach frühkindliche Erfahrungen unser Verhalten bestimmen, gehen Vertreter:innen der humanistischen Psychologie davon aus, dass der Mensch aus sich selbst heraus in der Lage ist, sich zu entfalten, zu verändern und zu entwickeln. In Bezug auf Therapie bedeutet das, die Patient:innen und deren Ressourcen in einem nicht-direktiven Stil zu fördern, sie in ihrer Selbstwirksamkeit zu unterstützen und einen ganzheitlichen Blick auf den Menschen und seine Beziehungen zu haben.

Neoschamanismus

Auch »Neu-Schamanismus« genannt. Der Begriff bezeichnet eine moderne Schamanismus-Variante, eine an die westliche Welt angepasste Mixtur traditioneller Weltanschauungen, spiritueller, als schamanistisch geltender Rituale sowie psychotherapeutischer Praktiken. Der Neoschamanismus ist daher in Europa und Nordamerika beheimatet und wird heute unter anderem von Figuren wie dem Psychologen und Anthropologen Alberto Villoldo verkörpert.

Neuroplastizität

Neuroplastizität, auch als neuronale Plastizität oder Hirnplastizität bezeichnet, ist die Fähigkeit des Gehirns, seine Struktur und Organisation an veränderte Voraussetzungen – z.B. nach einer Hirnschädigung oder einer Läsion – oder an neue Anforderungen (z. B. Lernbedarf) anzupassen. Dementsprechend unterscheidet man zwischen struktureller und funktioneller Neuroplastizität. Auf der Ebene funktioneller Neuroplastizität ist es möglich, durch Gedanken, Erfahrungen oder Gefühle unser Gehirn zu beeinflussen – also auch positiv zu beeinflussen und zu verändern.

Panikstörung/Panikattacken

Angststörung, deren Merkmal wiederholt auftretende Panikattacken sind. Eine Panikattacke ist eine Episode intensiver Angst, die zunächst spontan auftritt, also nicht durch eine bestimmte Situation ausgelöst wird, und von verschiedenen körperlichen Reaktionen begleitet wird. Dazu können Herzrasen, Schwitzen, Zittern, Atemnot, Erstickungsgefühle, Schmerzen in der Brust, Übelkeit, Hyperventilation, Schwindel, Derealisation, Angst vor Kontrollverlust oder zu sterben, Taubheit oder Hitzewallungen zählen.

Phobie/Phobische Störung

Eine Form der Angststörung, die durch starke, irrationale Angst vor bestimmten Reizen oder Situationen gekennzeichnet ist. Warum die Angst als irrational bezeichnet werden kann? Weil von den gefürchteten Reizen oder Situationen keine objektive Gefahr ausgeht bzw. keine, welche das Ausmaß der Angstreaktion rechtfertigen würde. In der akuten Situation kann sich die erlebte Angst bis hin zu einer Panikattacke steigern. Die Angst wird allerdings nur in der konfrontativen Situation erlebt – nicht außerhalb des akuten Angst-Settings.

Phobien werden in spezifische Phobien, die soziale Phobie (siehe S. 272) und die Agoraphobie (siehe S. 255) unterteilt. Spezifische Phobien richten sich zum Beispiel auf Tiere (Spinnen), auf Dinge (Knöpfe), auf bestimmte Umweltsituationen (Höhenangst, Angst vor tiefen Gewässern), auf den Anblick von Blut und Verletzungen sowie auf andere spezielle Situationen (Rolltreppen-Angst).[51]

Psychedelische Therapie

Auch als psycholytische Therapie oder psychedelisch-assistierte Therapie bezeichnet. Hierbei werden Patient:innen zur Unterstützung der Therapie psychedelische Substanzen wie LSD, Psilocybin, Mescalin oder auch Ketamin in einem legalen, sicheren und therapeutisch begleiteten Rahmen verabreicht. Ziel der psychedelischen Therapie ist es, an Informationen aus dem Unterbewusstsein der Patient:innen zu gelangen, an die man ohne die bewusstseinserweiternden Eigenschaften der Substanzen nicht kommen könnte. Außerdem können schwierige Themen, die man sonst lieber verdrängt, unter dem Einsatz psychedelischer Substanzen leichter angegangen werden. Denn das Gehirn ist im psychedelischen Zustand spielerischer, kreativer und kann so auf unangenehme Themen oder Erinnerungen besser und flexibler reagieren.

---

51 Vgl. Wirtz, Markus Antonius: Dorsch – Lexikon der Psychologie. Bern 2021, S. 1388.

Scham

Scham ist ein negativ konnotiertes Gefühl, das entsteht, wenn jemand meint, den herrschenden Normen und Werten nicht zu entsprechen (Anpassungs-Scham), Zeug:in einer Beschämung eines Mitmenschen wird (Empathie-Scham), unsere Privatsphäre verletzt (Intimitäts-Scham), Opfer eines Traumas (Missbrauch, Vergewaltigung) ist (Traumatische Scham), ein schlechtes Gewissen wegen seines Handelns (als Täter) und somit wegen der Verletzung der eigenen Werte hat (Gewissens-Scham), sich für/mit jemandem schämt, der:die zu einer Gruppe gehört, der man sich zugehörig fühlt (Gruppen-Scham).

Oft geht Scham mit körperlichen Reaktionen wie Erröten und mit charakteristischen Verhaltensweisen, die dem Wunsch entspringen könnten, sich unsichtbar zu machen (Kopf senken, Gesicht mit den Händen bedecken, Augen niederschlagen).[52]

Selbstwirksamkeit/Selbstwirksamkeitserwartung

Auch »Kompetenzerwartung«: Menschen mit ausgeprägter Selbstwirksamkeitserwartung sind davon überzeugt, ihre Umwelt aufgrund ihrer Kompetenzen beeinflussen zu können und daher auch mit neuen oder schwierigen Situationen zurechtzukommen. Das Konzept basiert auf der sozialkognitiven Theorie des kanadischen Psychologen Albert

---

52 Vgl. Wirtz, Markus Antonius: Dorsch – Lexikon der Psychologie. Bern 2021, S. 1588.

Bandura, die er in den 1970er-Jahren entwickelte und im Rahmen derer er vier Quellen herausarbeitete, durch die die Selbstwirksamkeitserwartung eines Menschen beeinflusst werden kann: Durch eigene Erfolgserlebnisse, stellvertretende Erfahrungen (z. B. der Erfolg eines Vorbildes), verbale Ermutigung und durch emotionale Erregung bzw. durch die Qualität der Bewertung von Stressreaktionen wie Herzrasen, Schwindel etc. Untersuchungen haben gezeigt, dass Menschen mit einer hohen Selbstwirksamkeitserwartung weniger anfällig sind, Angststörungen oder Depressionen zu entwickeln. Expert:innen zufolge lässt sich Selbstwirksamkeit bis zu einem gewissen Grad erlernen.[53]

Selektive Serotonin-Wiederaufnahmehemmer (SSRI)

Aus dem Englischen, *selective serotonin reuptake inhibitors*: Antidepressiva, die relativ selektiv die Wiederaufnahme von Serotonin hemmen. Wichtige Stoffe sind unter anderen Citalopram, Escitalopram, Sertalin, Fluvoxamin, Fluxetin und Paroxetin. Sie werden zum Beispiel zur Behandlung von Angststörungen, Depressionen, Zwangsstörungen oder von Posttraumatischen Belastungsstörungen eingesetzt. Typische Nebenwirkungen sind Übelkeit, Schwindel, Zittern sowie sexuelle Funktionsstörungen.[54]

---

[53] Vgl. Stangl, W. (2021). Stichwort: Selbstwirksamkeitserwartung. Lexikon für Psychologie und Pädagogik.
https://lexikon.stangl.eu/2377/selbstwirksamkeitserwartung (29.11.2021)

[54] Wirtz, Markus Antonius: Dorsch – Lexikon der Psychologie. Bern 2021, S. 1662.

Soziale Angst/soziale Phobie

Grundsätzlich ist die soziale Phobie dadurch gekennzeichnet, dass Betroffene Angst davor haben, von anderen Menschen beurteilt zu werden, im Mittelpunkt zu stehen oder sich irgendwie peinlich zu verhalten. Die soziale Gruppe muss hier nicht besonders groß sein – keine Menschenmenge –, sondern kann im Gegenteil verhältnismäßig klein sein. Es werden zwei Typen unterschieden: der leistungsängstliche Typus, bei dem sich die Angst zum Beispiel darauf beziehen kann, Fehler zu machen, während die Vorgesetzte ihm dabei über die Schulter schaut, ein Referat oder einen Vortrag zu halten oder auch jemanden anzusprechen, den:die man attraktiv findet. Der interpersonal ängstliche Typus vermeidet Situationen, in denen er:sie sich peinlich verhalten könnte: Beim Mittagessen mit Kolleg:innen, auf Partys oder auch beim Betreten eines Wartezimmers. Wenn sich die sozialen Ängste nicht auf eine bestimmte soziale Situation beziehen, können sie auch unbestimmt sein und in fast allen sozialen Situationen auftreten, die außerhalb des engeren Kreises stattfinden. Körperlich macht sich eine akute soziale Angst durch Erröten, Schwitzen, Übelkeit oder Stottern bemerkbar. Soziale Phobien beginnen oft in der Jugend und können auch von Panikattacken begleitet werden.[55]

Differentialdiagnostisch muss hier vor allem auf die Abgrenzung zur Agoraphobie geachtet werden: Denn auch im

---

55 Dilling, Horst; Mombour, Werner, Schmidt H., Martin: Internationale Klassifikation psychischer Störungen. ICD-10 Kapitel V (F), Klinisch-diagnostische Leitlinien. Bern 2015, S. 193.

Fall der Agoraphobie haben die Betroffenen Angst vor vielen Menschen. Doch während es Agoraphobiker:innen darum geht, Ohnmacht und Hilflosigkeit zu vermeiden, legen sozial ängstliche Menschen alles daran, nicht sozial abgewertet zu werden. Ein weiterer Unterschied besteht darin, dass die Symptome einer Sozialphobikerin sichtbar sind, während die eines Agoraphobikers weitgehend unsichtbar sind (Herzrasen, Benommenheit etc.)[56]

Trauma/Traumafolgestörung/Posttraumatische Belastungsstörung

Ein Trauma (Griechisch: »Wunde«) ist eine schmerzhafte Erfahrung der Vergangenheit, die vielfältige psychische und körperliche Symptome zur Folge haben kann. Als traumatisiert gilt jemand, wenn die seelische Verletzung in der Vergangenheit eine außergewöhnliche psychische Belastung bis in die Gegenwart zur Folge hat, die von der betroffenen Person nicht adäquat verarbeitet werden kann, weil deren psychische Schutzmechanismen (Stresssystem) überfordert sind. Im Allgemeinen werden schwere Unfälle, Erkrankungen und Naturkatastrophen, aber auch Erfahrungen erheblicher psychischer, körperlicher und sexueller Gewalt sowie schwere Verlust- und Vernachlässigungs-erfahrungen als traumatisierend bezeichnet.

Umgangssprachlich wird der Begriff oft verwendet, um herauszustellen, dass ein Erlebnis von dem:der Betroffenen

---

56 Vgl. Schweitzer, Jochen et al.: Soziale Ängste. Heidelberg 2020, S. 15.

als stark belastend wahrgenommen wird. Mit echten Traumata hat der umgangssprachliche Gebrauch folglich oft nichts zu tun. Laut der Internationalen Klassifikation psychischer Störungen (ICD-10) muss es sich bei dem Ereignis um »eine Situation außergewöhnlicher Bedrohung oder katastrophenartigen Ausmaßes (kurz- oder langanhaltend)« handeln, das »bei fast jedem eine tiefe Verzweiflung hervorrufen würde«.[57]

Das traumatisierende Erlebnis wird als so krass empfunden, dass es im Gehirn in Form einer heftigen Stressreaktion eine Art von Reizüberflutung auslöst, die es für die Betroffenen unmöglich macht, das Erlebte wie gewohnt zu verarbeiten, das heißt es als eines von vielen Erlebnissen abzulegen, um dann mit dem nötigen Abstand weiterleben zu können.

Stattdessen erleben die Betroffenen das Trauma immer wieder: In sich aufdrängenden Erinnerungen (»Flashbacks«), in Träumen oder Tagträumen, die mit einem andauernden Gefühl von Betäubtsein und emotionaler Stumpfheit, Gleichgültigkeit gegenüber anderen Menschen und Teilnahmslosigkeit gegenüber der Umgebung einhergehen. Außerdem vermeiden Betroffene Aktivitäten und Situationen, die Erinnerungen an das Trauma hervorrufen könnten.[58] Die Posttraumatische Belastungsstörung (PTBS) bezeichnet ein verzögertes Trauma, laut ICD-10 sollte sie in der

---

57 Vgl. Dilling, Horst; Mombour, Werner, Schmidt H., Martin: Internationale Klassifikation psychischer Störungen. ICD-10 Kapitel V (F), Klinisch-diagnostische Leitlinien. Bern 2020, S. 207.
58 Ebd., S. 207.

Regel jedoch innerhalb von 6 Monaten nach dem schwer traumatisierenden Ereignis auftreten. Die posttraumatische Belastungsstörung ist eine der häufigsten Traumafolgestörungen. Von einer Traumafolgestörung ist die Rede, wenn sich die Posttraumatischen Symptome weiter bemerkbar machen, chronisch sind – obwohl das traumatisierende Erlebnis mehrere Monate bis hin zu mehreren Jahren zurückliegt.

In Bezug auf Angststörung interessant: Die Symptome der Posttraumatischen Belastungsstörung und der spezifischen Phobie überlappen sich teilweise. Wesentlicher Unterschied: Traumata, die eine PTBS auslösen, kommen immer von außen, sie »passieren« den Betroffenen, ohne dass diese etwas dagegen tun können. Eine spezifische Phobie hingegen entsteht allein im Kopf des:derjenigen – ohne äußere Einflüsse.

Transgenerationales Trauma

Auch Transgenerationale Weitergabe oder engl. Transgenerational Transmission of Trauma (TTT) genannt. Der Begriff bezeichnet die Übertragung traumatisierender Erfahrungen einer Person auf deren Nachkommen, also auf die nächste(n) Generation(en). Die Weitergabe erfolgt in der Regel unbeabsichtigt und unbewusst. Die Wissenschaftlichen Dienste des Deutschen Bundestags haben 2017 unter dem Titel *Transgenerationale Traumatisierung* eine auf Holocaust-Überlebende eingegrenzte Zusammenfassung vorgelegt. Darin heißt es unter anderem, dass eine Übertragung von Traumata auf die nachfolgenden Generationen mit entsprechenden krankhaften Folgeerscheinungen für die Betroffenen inzwischen als klinischer Befund anerkannt sei.[59] Auch in der Neuroepigenetik spricht man mittlerweile von transgenerationaler Vererbung.

Reframing

Reframing bedeutet, etwas in einen neuen Rahmen (frame) zu stellen, ihm eine neue Bedeutung, einen neuen Kontext zuzuweisen. Als Methode bzw. Haltung in der systemischen Beratung/Therapie sehr beliebt, eignet sich Reframing dazu, Klient:innen einen Perspektivwechsel vor Augen zu führen sowie ihnen Distanz zu der gewohnten Perspektive zu ermöglichen.

Zwangsstörung

Eine Zwangsstörung besteht aus wiederkehrenden Zwangsgedanken und/oder Zwangshandlungen. Konkret liegt eine Zwangsstörung vor, wenn (1) die Person den inneren, subjektiven Impuls erlebt, bestimmte Dinge zu denken oder zu tun, (2) Widerstand gegen den Impuls leistet, (3) den Impuls als prinzipiell sinnlos erlebt und (4) die Handlungen bzw. Gedanken eine gravierende Einschränkung des Alltags be-

---

59 Wissenschaftliche Dienste des Deutschen Bundestages: *Transgenerationale Traumatisierung*. Hrsg.: Deutscher Bundestag. Berlin 2017 [PDF; 290 kB; abgerufen am 1. Dezember 2021] Aktenzeichen: WD 1-3000-040/16).

deuten. Überschneidungen mit Angststörungen sind denkbar, zum Beispiel bei einem Waschzwang mit Angst vor Kontamination.

SERVICE

Wie findest du eine Selbsthilfegruppe?

Auf der Webseite der Deutschen Angstselbsthilfe (DASH), unter »DASH Gruppensuche«:
www.angstselbsthilfe.de

Oder über die Nationale Kontakt- und Informationsstelle zur Anregung und Unterstützung von Selbsthilfegruppen:
www.nakos.de

Selbsthilfekoordination Bayern
www.seko-bayern.de

Kontakt- und Informationsstelle Selbsthilfegruppen Mittelfranken (KISS)
https://kiss-mfr.de/

Wenn du akut Hilfe benötigst

Kassenärztliche Vereinigungen

11 61 17

Telefonseelsorge

Besonderheit: 24 Stunden an 365 Tagen im Jahr erreichbar!

www.telefonseelsorge.de
0800 – 1 11 01 11
0800 – 1 11 02 22

Die Telefonseelsorge bietet auch eine anonyme, kostenlose Online-Beratung – per Mail oder Chat – an:
online.telefonseelsorge.de

Nummer gegen Kummer

www.nummergegenkummer.de
11 61 11 (Kinder- und Jugendtelefon)

Telefonische Beratung
Montag – Samstag: 14:00 – 20:00 Uhr.
Kostenlos in ganz Deutschland:
0800 – 1 11 05 50 (Elterntelefon)

Telefonische Beratung
Montag – Freitag: 9:00 – 17:00 Uhr
Dienstag und Donnerstag: bis 19:00 Uhr.
Anonym und kostenlos in ganz Deutschland.

Hier gibt es auch die Möglichkeit, sich online – per Mail oder im Chat – beraten zu lassen. Mehr dazu auf der Webseite.

Mutruf (speziell bei Angst und Panik)

www.mutruf.de
Montag – Donnerstag: 10:00 – 18:00 Uhr
Freitag – Sonntag: 10:00 – 12:00 Uhr
0 41 91 – 2 74 92 80

Apps bzw. Online-Angebote

Allgemein

- Notfallkoffer der Telefonseelsorge »Krisen Kompass« (synergeto GmbH)
- Headspace
- Calm
- Insight Timer

Apps auf Rezept: Zur Unterstützung der Therapie oder als Präventivmaßnahme

Apps bzw. Online-Angebote

Hinweis: Stiftung Warentest (11/21) hat neun Apps zum Thema Angststörungen unter die Lupe genommen. Das detaillierte Ergebnis kann man auf der Webseite für 2 Euro kaufen. Interessant ist, dass nur zwei digitale Angebote mit GUT abgeschnitten haben: *Hello better* und *Velibra*.

- *HelloBetter*
- *Mindable* – Die App für Panikstörung und Agoraphobie
- *Invirto* – Therapie gegen Angst
- *Stresscoach* – Sorgen loslassen
- *MindDoc* – dein Begleiter

Online-Therapie

- *Velibra* (de.velibra.com)
- *Selfapy* (www.selfapy.com)
- *MindDoc* (minddoc.de)
- *HelloBetter* (hellobetter.de)

Hinweis

Das Bundesinstitut für Arzneimittel und Medizinprodukte hat ein Verzeichnis mit von ihnen bewerteten digitalen Gesundheitsanwendungen veröffentlicht:

https://diga.bfarm.de/de

Instagram-Accounts, die ich persönlich hilfreich und/oder inspirierend finde

@fraufrasl
@leoslovelymess
@mutsammlerin
@antoniawlle
@annsophieehmke.angststoerungen
@lorrainepascale
@mattzhaig
@theofficialsadghostclub
@sadgirlsclub
@letstalkaboutmentalhealth (Jessica Walsh)
Auch empfehlenswert ist ihre Webseite:
https://letstalkaboutmentalhealth.com/
@freudmich
@dearmyanxiety
@selfcareisforeveryone
@happydings
@theblurtfoundation
@erklaerungsnot
@thenewhealthclub
@chris_gust
@schnupfen.im.kopf

Podcasts

- *Owning it: The Anxiety Podcast* (Caroline Foran)
- *Anxiety calling* (Lois & Hector Schofield)
- *Anxiety Bites* (Jen Kirkman)
- *The Anxiety Guy*
- *Selfie*
- *The one you feed*
- *Not another anxiety show*
- *The New Health Club* (Anne Philippi)
- *Das Leben ist scheisse schön!* (Eva & Pia)
- *Spinnst du?* (radioeins/rbb)
- *Keine Panik* – Der Angst-Podcast von Invirto
- *Dark Mind* – Der leichte Podcast über Depressionen (Conny & Daniel)
- *Kopfsalat* – Der »Freunde fürs Leben«-Podcast über Depressionen
- *Danke, gut.* – Der Podcast über Pop und Psyche.
- *Jung und Freudlos*
- *Spinnst du?* (radioeins, rbb)
- *Ist das normal?* (ZEIT online)
- *Butter bei die Psyche* (Nina Goldberg & Fabian Kloiber)
- *Betreutes Fühlen* (Atze Schröder & Leon Windscheid)
- *Shitshow* – Der Psychopodcast für Arbeitstiere (Johanna Dreyer)

Literatur

Brisch, Karl Heinz: Bindungsstörungen: Von der Bindungstheorie zur Therapie. Stuttgart 2009.

Brisch, Karl Heinz: Bindung und psychische Störungen: Ursachen, Behandlung und Prävention. Stuttgart 2021.

Dilling, Horst; Mombour, Werner; Schmidt, Martin H. (Hrsg.): ICD-10 – Internationale Klassifikation psychischer Störungen. Bern 2015.

Edmondson, Amy C.: Die angstfreie Organisation – Wie Sie psychologische Sicherheit am Arbeitsplatz für mehr Entwicklung, Lernen und Innovation schaffen. München 2020.

Fischer, Hans Rudi: Kreativität: Lohn der Angst? In: Familiendynamik (33), Heft 1, Januar 2008, 33. Jahrgang.

Heusinger, Bernd; Loko, Marcel: Kreaviviert euch! Damit Deutschland wieder genial wird. München 2018.

Oppezzo, Marily; Schwartz, Daniel L.: Give your ideas some legs: The Positive Effect of Walking on Creative Thinking. In: Journal of Experimental Psychology: Learning, Memory and Cognition, Vol. 40. American Psychological Association 2014.

Pinker, Steven: Wie das Denken im Kopf entsteht. Stuttgart 2011.

Roos, Theo: Philosophische Vitamine – Die Kunst des guten Lebens. Köln 2005.

Runco, Marc A.; Jaeger, Garrett J.: The Standard Definition of Creativity. In: Creativity Research Journal, London 2012.

Schumacher, Bernd: Systemische Angsttherapie in einer Sitzung. In: Kontext (42), Heft 3, Göttingen 2011.

Schweitzer, Jochen et al: Soziale Ängste. Reihe: Störungen systemisch behandeln. Heidelberg 2020.

Unterholzer, Carmen C.: Selbstwirksam schreiben – Wege aus der Rat- und Rastlosigkeit. Heidelberg 2021.

Voigt, Daniel: Ängste, Panik, Sorgen. Heidelberg 2021.

Von der Recke, Tobias; Wolter-Cornell, Ursula: Dimensionen systemischer Familienrekonstruktion – Lebensentwürfe in familiärem, historischem und politischem Kontext. Göttingen 2016.

Wille, Antonia: Angstphase – Warum ich meine Angst annehmen musste, um wieder frei und selbstbestimmt zu leben. München 2020.

Wirtz, Markus Antonius (Hrsg.): Dorsch – Lexikon der Psychologie. Bern 2021.

MIT DIESEN HACKS WIRST
DU OPTIMISTISCHER,
ENTSCHEIDUNGSFREUDIGER
UND SELBSTBEWUSSTER!

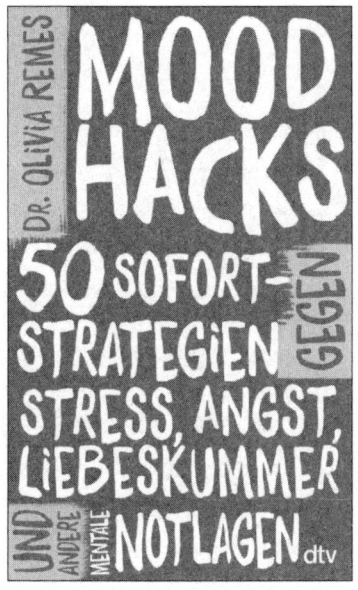

**ALLE LIEFERBAREN TITEL, INFORMATIONEN UND SPECIALS
FINDEN SIE ONLINE**

Auch als **eBook**   www.dtv.de

SICH SELBST UND ANDEREN POSITIV BEGEGNEN

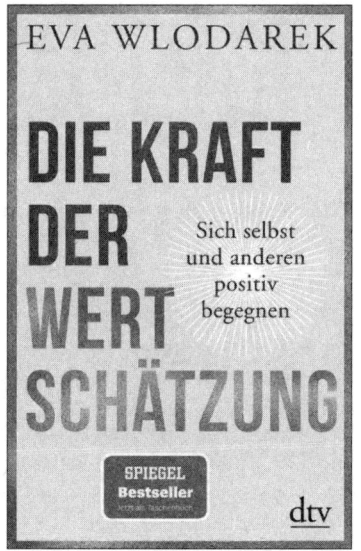

ALLE LIEFERBAREN TITEL, INFORMATIONEN UND SPECIALS FINDEN SIE ONLINE

Auch als **eBook** **www.dtv.de** **dtv**

EIN BUCH ÜBER DAS VERSINKEN IN DEPRESSION, ÜBER SCHMERZ UND TRAUER. INTENSIV, BERÜHREND, KRAFTVOLL.

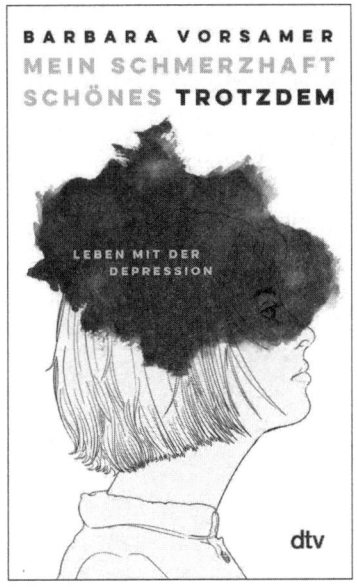

ALLE LIEFERBAREN TITEL, INFORMATIONEN UND SPECIALS FINDEN SIE ONLINE

Auch als eBook   www.dtv.de